Elisabeth Wellendorf
Mit dem Herzen eines anderen leben?

Elisabeth Wellendorf

MIT DEM HERZEN EINES ANDEREN LEBEN?

*Die seelischen Folgen
der Organtransplantation*

Kreuz

Die Gedanken, Methoden und Anregungen in diesem Buch stellen die Meinung bzw. Erfahrung der Verfasserin dar. Sie wurden von der Autorin nach bestem Wissen erstellt und mit größtmöglicher Sorgfalt überprüft. Sie bieten keinesfalls Ersatz für kompetenten medizinischen Rat. Jede Leserin, jeder Leser sollte für das eigene Tun und Lassen auch weiterhin selbst verantwortlich sein.

Daher erfolgen Angaben in diesem Buch ohne jegliche Gewährleistung oder Garantie des Verlags oder der Autorin. Eine Haftung des Verlags oder der Autorin für etwaige Personen-, Sach- oder Vermögensschäden ist ausgeschlossen, es sei denn im Falle grober Fahrlässigkeit.

Die Deutsche Bibliothek – CIP-Einheitsaufnahme

Wellendorf, Elisabeth:
Mit dem Herzen eines anderen leben? : Die seelischen Folgen der Organtransplantation / Elisabeth Wellendorf. – Zürich : Kreuz-Verl., 1993
ISBN 3-268-00149-1

1 2 3 4 5   97 96 95 94 93

© Kreuz Verlag AG Zürich 1993
Umschlaggestaltung: Jürgen Reichert, Stuttgart
Gesamtherstellung: Wilh. Röck, Weinsberg
ISBN 3 268 00149 1

Inhalt

Einleitung

Ich bin als Psychotherapeutin und Kunsttherapeutin in der Kinderklinik der Medizinischen Hochschule in Hannover in einer Abteilung tätig, in der Patienten mit pulmonalen Erkrankungen (Erkrankungen der Atemwege) behandelt werden.

Ich gehöre zu einer Gruppe von insgesamt 20 Mitarbeitern. Dieses Team besteht aus Psychologen, Sozialarbeitern und Schwestern. Innerhalb der Klinik sind die einzelnen Gruppenmitglieder verschiedenen Stationen zugeordnet.

Unsere Gruppe trifft sich wöchentlich zweimal; einmal für Fallbesprechungen und ein zweites Mal zur Fortbildung. Die große Gruppe untergliedert sich in Kleingruppen für die unterschiedlichen Arbeitsbereiche. Mein Arbeitsteam besteht neben mir aus zwei Psychologen, einem Sozialarbeiter und einer Krankenschwester und ist dem Arbeitsbereich Pulmologie zugeordnet. Der Austausch mit den Ärzten der Station sowie der Ambulanz findet wöchentlich einmal statt.

Ich arbeite seit acht Jahren auf dieser Station; zunächst waren das nur einige Wochenstunden auf Honorarbasis, vor vier Jahren dann sorgte mein Chef, Prof. von der Hardt, für eine Erweiterung des psychosozialen Teams.

Die Patienten auf meiner Station sind chronisch krank. Sie leiden an Mukoviszidose – einer angeborenen unheilbaren Stoffwechselstörung –, an schwerem Asthma oder an Immunschwäche, von deren Auswirkungen besonders die Lunge betroffen ist. Die fortschreitende, progressive

Entwicklung ihrer Krankheit macht eine regelmäßige Intensivmedizin notwendig. Die Station bekommt für die Patienten eine besondere Bedeutung. Manchmal ist sie wie ein Dorfplatz, auf dem man sich wiedertrifft, wo trotz aller Not auch Vertrautes gefunden wird. Das Wohlbefinden der Patienten ist sehr vom Behandlungsmilieu der Station abhängig. Anders als in den 60er Jahren, als die Hospitalisierung der Patienten als Problem diskutiert wurde, herrscht bei uns eine freizügige Besuchsregelung. Die Mütter der kleineren Kinder werden mitaufgenommen, die der größeren können so lange sie wollen dableiben. Manchmal liegt das Problem eher darin, daß die Kinder und Jugendlichen überversorgt sind. Dann sind es die Mütter, denen ich Mut machen muß, für sich selber zu sorgen und ihre kranken Kinder nicht ausschließlich zu ihrem Beruf zu machen. Soweit es möglich ist, arbeite ich auch mit den Vätern und Geschwistern, die ihre Nöte oft lange unterdrückt haben. Aber ich bin auch Ansprechpartnerin für die Schwestern und Ärzte der Station.

Meine Arbeit ist nicht eindeutig festzulegen. Ich bin dabei, wenn der Arzt Eltern mitteilen muß, daß ihr Kind schwer erkrankt ist, um ihnen Raum für ihre Gefühle zu geben und ihnen zu helfen, ihr krankes Kind anzunehmen, es aber nicht auf seine Krankheit festzulegen. Ich unterhalte mich auf dem Flur, sozusagen im Vorübergehen, mit Menschen, die mißtrauisch gegenüber Psychologen sind, und versuche eine schmale Basis des Vertrauens aufzubauen. Ich male und schreibe mit Kindern und Erwachsenen, ich arbeite mit ihnen an bestimmten Problemen, ich teile ihre Not und mache mich mit ihnen auf die Suche nach den verbleibenden Möglichkeiten. Ich mache Sterbebegleitung oder bereite Patienten auf die Transplantation vor und betreue sie auch hinterher. Die

Anfragen an mich sind sehr unterschiedlich, entsprechend unterschiedlich sind die Beziehungen.

Die Themen für meine Arbeit ergeben sich aus den Folgen der Erkrankung:
- Die Not, die durch die Einschränkungen, die die Krankheit hervorgerufen hat, ausgelöst wird.
- Der Kummer über die Ausgrenzung, die enttäuschten Hoffnungen, die Einsamkeit.
- Die Sorge um die Zukunft.
- Der Kampf mit der Hoffnungslosigkeit, wenn alles immer schlimmer wird.
- Die Versuche, sich zu verselbständigen, und oft der Kampf gegen das gebieterische Behandlungsregime, dem die Patienten sich unterwerfen müssen.
- Themen sind aber auch die Angst vor dem Sterben, das Loslassen von Hoffnungen und Erwartungen und schließlich der Tod.

Die Transplantationsmedizin hat meine Arbeit verändert

Seit es die Möglichkeit der Transplantation gibt, hat sich der Schwerpunkt meiner Arbeit verändert. Ging es vorher darum, Patienten zu helfen, den Augenblick zu leben und nicht zu weit in die Zukunft zu denken, so kommt es bei den Transplantationswilligen darauf an, zu hoffen, Zukunft zu visualisieren, zu überleben und durchzuhalten unter allen Umständen. Das ist eine andere Dynamik als die des Sterbens. Als mich zum erstenmal ein Patient um Begleitung und Vorbereitung auf die Transplantation bat, war ich erschrocken. Es schien mir unmöglich, einem Menschen Herz und Lunge herauszunehmen und ihm die Organe eines Toten einzupflanzen. Ich hätte mir gewünscht, Zeit zu haben, mit dieser Vorstellung gedanklich und emotional umzugehen, aber Alexander, so hieß mein Patient, stand schon auf der Warteliste zur Transplantation. Das Organ konnte jeden Tag kommen. Ich entschloß mich schweren Herzens, diesen Weg mit ihm zu gehen. Dabei kam ich mir vor wie ein Wagen mit angezogenen Bremsen hinter einer mit Volldampf fahrenden Lokomotive. Ich habe andere Patientinnen und Patienten vorbereitet und begleitet. Viele von ihnen verstarben auf der Warteliste. Ich habe miterlebt, wie sehr die Hoffnung auf Transplantation ihr Sterben veränderte, weil sie eigentlich keinen Sterbeprozeß durchliefen, sondern den Hoffnungsanker fast bis zum Schluß nach der Transplantation ausgeworfen hatten. Wenn ihnen schließlich bewußt wurde, daß sie kein neues Organ bekommen würden, brach der ganze Spannungsbogen ihres Lebens in einer großen Enttäuschung zusammen, die sie selten verarbeiten konnten. Ich habe erlebt, wie die Hoffnung, transplantiert zu werden, Todkranken wieder Mut gab, durchzuhalten, aber ich habe auch erlebt, wie das Warten und die Konzentration auf das benötigte Organ den jeweiligen Lebenstagen Kraft entzog, sie aushöhlte, weil alle Energie an dieses Ziel gebunden war. Diese Zeit des Wartens mit allen Ängsten ist für einen schwerkranken Menschen oft mit großem Streß verbunden. Das Lauschen auf den Pieper und auf das Telefon ist voller Hoffnung und Angst zugleich.

Die Transplantationsmedizin stellt Patienten und Behandler vor völlig neue Fragen

Was bedeutet es für einen Menschen, wenn ein Teil von ihm, noch dazu ein so zentraler, hochbesetzter Teil wie Herz und Lunge früher sterben? Was bedeutet es, mit den Organen eines Verstorbenen in sich weiter zu leben?

Wie kann man sich bedanken für ein neues Leben, wenn der Spender anonym bleibt? Welche Rolle spielt der Spender in der Phantasie des Empfängers? Wie wird man als chronisch Kranker plötzlich das Leben eines Gesunden führen können? Welche neue Rolle wird man in der Familie und in der Gesellschaft einnehmen? Bleibt man der Mensch, der man war, oder muß man eine neue Identität entwickeln? Welche Bedeutung hatte die Krankheit, und was bedeutet es, wenn sie plötzlich weg ist?

Die Arbeit mit Transplantationspatienten hat viele Fragen aufgeworfen. Sie stellen sich angesichts der Situation und können eine Bereicherung des Bewußtseins sein, wenn sie wahrgenommen werden dürfen und Antworten finden.

Ich habe mich dem Thema Herz-Lungen-Transplantation mit großen Vorbehalten genähert. Im Laufe der Jahre habe ich mich sehr unterschiedlich gefühlt. Ich war voller Zweifel, ob ich mich nicht schuldig mache, wenn ich in einem System wie dem der High-Tech-Medizin mitarbeite, in dem die Patienten zum Apparat zu werden drohen. Dann wieder empfand ich die Klinik und das, was dort möglich ist, als eine Herausforderung, über das Leben nachzudenken. In der Arbeit mit sterbenden Patienten habe ich erlebt, daß Entwicklung angesichts tödlicher Bedrohung wie im Zeitraffer möglich ist; ich habe erlebt, wie sich die Zeit relativiert und wie ein Sonnenstrahl auf einer Bettdecke soviel Glück auslösen kann wie ein Urlaub in der Karibik. Ich habe Tränen tiefer Freude über die ersten tiefen Atemzüge bei Patienten nach der Transplantation gesehen, wenn ihnen der Tubus herausgenommen worden war, so, als atmeten sie Glück und Freude ein. Dann wußte ich nicht, ob sich das Ganze nicht schon dieses einen Augenblickes wegen gelohnt hatte.

Aber ich habe auch die andere Seite gesehen, die tiefe

Not, die entsteht, wenn die Schmerzen überhandneh-men, wenn die vielen Verletzungen des Körpers – die nicht heilende Naht, die Löcher, durch die die Drainage-schläuche gehen, der Zugang, aus dem ständig Blut ent-nommen wird und durch den die Medikamente gespritzt werden – die Körpergrenzen aufzulösen drohen, wenn Apparate das unvertraute Innere ständig sichtbar machen und wenn sich der Mensch nur noch durch Zahlen, Kur-ven und die von Abstoßung bedrohten fremden Organe definiert fühlt. Es besteht dann die Gefahr, daß ein negati-ves, fremdes Selbstbild entsteht, gekoppelt mit Schuldge-fühlen, dem Erfolgsanspruch der Medizin nicht besser entsprechen zu können. In ihrer Scham bleiben Patienten oft stumm, fühlen sich als Versager und vereinsamen in ihrer Not, wenn niemand da ist, der sie mit ihnen teilt. Gerade die nächsten Angehörigen brauchen in ihrer Sor-ge und Angst oft selber Hilfe und Unterstützung.

Obwohl dieses Buch aus der Sicht der seelischen Be-treuung der Transplantationspatienten geschrieben ist, ist mir bewußt, daß zum Erfolg der Transplantationsmedi-zin auch die Wirklichkeit des Spenders und seiner Ange-hörigen gehört. Die Anonymität des Spenders, die si-cherlich einen Sinn hat, gibt der Not der Spender-Ange-hörigen keinen Raum, genauso wie wir kaum etwas über die Pflege der »Hirntoten« erfahren und das, was Schwe-stern erleben, wenn für sie das, was sie da pflegen, einer-seits ein atmender Mensch ist, der andererseits aber nichts weiter sein soll als eine lebendige Organbank.

In der Transplantationsmedizin soll der Spender – bis auf seine Organe – keine Rolle spielen, er tut es aber in den Phantasien der Organempfänger. Ich weiß, daß es von Bedeutung ist, ob ein Patient die Phantasie hat, er ha-be seine Organe dem Spender geraubt, oder ob er glaubt, letzterer habe sie ihm zur Verfügung gestellt und er müsse achtsam und dankbar damit umgehen. Es gibt noch keine Untersuchungen darüber, wieweit seelische Prozesse Einfluß auf die Abstoßung neuer Organe durch das körpereigene Immunsystem nehmen.

Die Transplantationsmedizin ist ohne die 1959 entwikkelte Hirntoddefinition nicht denkbar. Sie »erlaubt« es, die Körperfunktionen eines Menschen, dessen Hirnströme eine 0-Linie aufzeigen, in Gang zu halten, um seine Organe am Leben zu halten und bei Bedarf so frisch wie möglich entnehmen zu können. Es gibt zwar immer wieder Menschen, die diesen vorverlegten Tod hinterfragen, aber die Rechtmäßigkeit dieser Definition des Todes ist durch eine über 30jährige Transplantationspraxis zum Gewohnheitsrecht geworden.

Die Transplantationsmedizin scheint ihre eigene Ethik zu haben. Sie schätzt die Organspende höher ein als die Unversehrtheit des Leichnams, und sie hält das Leben mit einer schweren Krankheit für »nicht lebenswert«. Sie setzt das Heilen mit Reparatur gleich und läßt die Menschen oft zu einem Apparat werden. Sie räumt der Machbarkeit einen Wert an sich ein, und sie setzt den Erfolg an die oberste Stelle, ohne darauf zu achten, mit welchen Opfern von seiten der Menschen, die in erster Linie daran beteiligt sind, er erkauft wurde.

Mein Buch möchte ein Stück der innerpsychischen Wirklichkeit von Transplantationspatienten sichtbar machen anhand von Bildern, Träumen und Geschichten. Ich will versuchen, einen Teil der verschwiegenen Fragen anzusprechen, auch wenn vieles nur angedeutet werden kann und manches ganz wegfallen mußte, wie zum Beispiel der gesellschaftspolitische Aspekt der Transplantation.

I. Auf Tod und Leben:
Was ist Transplantationsmedizin und was kann sie leisten?

Seit wann wird transplantiert?

Als Tierexperiment geht die Transplantationsgeschichte in die Anfänge unseres Jahrhunderts zurück. Viele Jahrzehnte standen operationstechnische Fragen im Vordergrund. In den 60er Jahren wurden erste Eingriffe am Menschen vorgenommen. Fast alle verliefen erfolglos, zum einen, weil die Operationstechniken noch nicht genug ausgefeilt waren, zum anderen, weil die Abstoßungsreaktion des körpereigenen Immunsystems gegen das fremde neue Organ nicht befriedigend beherrscht werden konnte. Als Christiaan Barnard 1967 zum erstenmal einem Menschen das Herz eines »Hirntoten« einpflanzte, gelang die Operation als solche, der Patient überlebte, bis er an der Abstoßungsreaktion verstarb. Damals war das Cyclosperin A noch nicht entdeckt, das zur Immunsuppression (Unterdrückung der Abstoßungsreaktion) gebraucht wurde. 1980 wurden von Reik und Mitarbeitern erstmals erfolgversprechende Überlebenszeiten nach Herz-Lungen-Transplantationen bei Affen unter Einsatz von Cyclosperin A berichtet. Damit war der Durchbruch erreicht. Im März 1981 führte dieselbe Gruppe die erste erfolgreiche Herz-Lungen-Transplantation bei einer 45jährigen Frau durch, die sie mehr als vier Jahre überlebte.

Neben dem Cyclosperin A war die Hirntoddefinition die Voraussetzung für eine erfolgreiche Transplantationschirurgie. Man kann nämlich nur lebende Organe und keine Leichenteile transplantieren. Die Diskussion entbrannte bereits nach der ersten Herzverpflanzung. Viele Fragen wurden gestellt, z. B. die Frage, wer denn da eigentlich lebe, der Empfänger mit den Spenderorganen, oder ob vielleicht der Spender mit seinem Organ im Empfänger weiterlebe. Die Frage nach der Identität wurde gestellt. Wir stellen sie heute nicht mehr, was nicht heißt, daß sie beantwortet ist.

»Seit jeher hat es auf dem Gebiet der Technologie und der Medizin Gedanken, Ideen und Träume gegeben, deren Verwirklichung weit jenseits der menschlichen Möglichkeiten schien. Nicht selten auch waren diese Ideen am Rande von Alpträumen angesiedelt, so daß man lange gar nicht sicher war, ob eine Verwirklichung überhaupt nutzbringend oder wünschenswert sei.

Die klinische Methode der Herztransplantation stellt wohl eines der aggressivsten Therapiemittel der Medizin dar.«

Das sagt der Arzt Bruno Reichart in der Einleitung zu seinem 1987 erschienenen Buch *Herz- und Herzlungentransplantation*.

In der jungen Geschichte der Transplantationsmedizin mußten viele Schwellen rechtlicher oder ethischer Natur überschritten werden.

Ende der 60er Jahre gab es in San Francisco ein Gerichtsverfahren gegen einen Chirurgen, der einem »Hirntoten« das Herz entfernt und es transplantiert hatte. Der Arzt wurde zwar schließlich von dem Tötungsvorwurf freigesprochen, doch war es damals noch keineswegs so selbstverständlich wie heute, daß ein Mensch, dessen Herzschlag und Kreislauf noch funktionieren, tot sein soll, weil sein Hirn nicht mehr arbeitet.

Mit der Möglichkeit der Immunsuppression weitete sich die Transplantationsmedizin aus. Es wurden vor allem Nieren verpflanzt. Bei einer Abstoßung war das Risiko nicht so groß, da die Dialyse (Blutwäsche) dem Patienten ein Weiterleben ermöglicht. Bei Nieren ist auch Lebendspende von Angehörigen, deren Blutgruppe und Gewebetyp übereinstimmen, möglich, da die Nieren paarig im Körper vorkommen, ein Mensch aber auch mit einer Niere leben kann. Später konnten auch Teile der Leber oder Knochenmark von Angehörigen gespendet werden, weil beides im Empfängerkörper weiterwächst. Außerdem werden Lunge, Herz, Bauchspeicheldrüse und Augenhornhaut transplantiert.

Eine ausgefeilte Operationstechnik neben der relativ gut gelösten Immunabwehrkontrolle würde eine ausgedehnte Transplantationschirurgie ermöglichen, wenn es nicht an Spenderorganen mangelte.

Der Mangel an Organen im Verbund mit einem großen Bedarf produziert einen korrupten Markt

Gisela Wuttke weist in ihrem Artikel »Körperkolonie Mensch«[1] unter anderem auf solche Ungeheuerlichkeiten hin: In Guatemala war ein Ring aufgeflogen, der mindestens elf Babys im Alter von zehn Tagen bis 14 Monaten in seiner Gewalt hatte, um sie für Dollars an Familien in den USA zu verkaufen, »deren Kinder Organtransplantationen benötigt hätten«. Kinder und Frauen sollen nach Bangladesch verschleppt und dort ermordet worden sein, nachdem man ihnen Organe explantiert hatte. Gisela Wuttke:

»Die UN-Menschenrechtskommission legte im Juni 1988 eine Dokumentation vor, in der sich Hinweise darauf finden, daß Straßenkinder in Haiti, Venezuela und Mexico Opfer von Organjägern geworden sind.«

Auf der anderen Seite findet der drängende Organbedarf seinen Niederschlag in den Entwürfen für ein Trans-

19

plantationsgesetz, auf die ich an anderer Stelle im Zusammenhang mit der Hirntoddefinition noch genauer eingehen möchte.

Chancen und medizinische Probleme

So großartig es für einen Menschen, der vom Tod bedroht ist, sein kann, ein Spenderorgan zu erhalten, so ist er doch nach einer Transplantation nicht einfach gesund und frei. Er muß es ertragen, nach wie vor kontrolliert und vorsichtig zu leben. Er darf weder Pflanzen noch Tiere um sich haben, muß regelmäßig Medikamente nehmen und sich Untersuchungen unterziehen. Das Bewußtsein von Bedrohtheit gehört zu seinem Leben, was nicht heißt, daß er nicht das, was es ihm trotzdem ermöglicht, genießt.

Auch wenn sie nicht unbedingt auftreten müssen, so gibt es doch eine Reihe von Gefahren, die zum großen Teil gerade durch das, was das Überleben der fremden Organe im Körper ermöglicht, ausgelöst werden: die Immunsuppression. Ich werde die wahrscheinlichsten Komplikationen aufzählen:

Gefährdungen nach der Transplantation und Todesursachen

1. Patienten, die einer Transplantation zustimmen, wissen normalerweise, daß ihre Lebenszeit danach begrenzt ist, auch wenn sie nicht wissen, auf wie viele Jahre. Es ist nicht nur die Abstoßung, von der der Körper bedroht ist.

Es sind vielmehr oft gerade die Folgeerscheinungen der Unterdrückung des Immunsystems mit Cyclosperin A und Cortison, die schwere Nebenwirkungen hervorrufen können.

Normalerweise wird der menschliche Körper mit Viren, Bakterien, Zellentgleisungen, die zu Tumoren führen können, oder Pilzen fertig. Das Immunsystem entdeckt sie und unterbindet ihre Ausbreitung. Da aber das Immunsystem auch die neuen Organe als Fremdkörper angreifen würde, muß es medikamentös unterdrückt werden. Der Transplantierte muß sich deshalb durch Schutzkleidung und Sterilisierung der Dinge, mit denen er umgeht, schützen, besonders in den ersten Wochen.

Da sein Organismus selber aber auch Träger von bösartigen Zellen, Viren, Bakterien und Pilzen ist, besteht die Gefahr, daß sie sich schnell in ihm ausbreiten, wenn sie nicht erkannt und mit hochdosierten Antibiotika behandelt werden.

Etwa 60% der Infekte werden durch Bakterien ausgelöst, 20% durch Viren und weitere 20% durch Pilzbefall.

a) *Bakterielle Entzündungen*
Nach der Transplantation können Organismen, die in jedem Menschen leben und sonst keine große Rolle spielen, gefährlich werden. Im Patienten, dessen Immunsystem unterdrückt ist, können sie Lungenentzündungen oder Hirnhautentzündungen auslösen. Alte Tuberkuloseherde können wieder aufflammen. Es können auch latente Tuberkulose-Infektionen mitübertragen werden, die sich dann im Empfängerkörper schnell entwickeln, wenn sie nicht mit Antibiotika behandelt werden.

b) *Virale Infekte*

Auch die Viren sind meist schon im Körper des Patienten. Am häufigsten sind Herpes-Infektionen, wie wir sie alle hin und wieder kennen, der Cytomegalie-Virus oder der Epstein-Barr-Virus. Durch die Immunsuppression vermehren sie sich. Betroffen sind vor allem die Schleimhäute, die Luft- und Speiseröhre sowie die Lunge.

c) *Pilze*

Der Candida setzt sich in der Magenschleimhaut, im Magen und der Vagina fest.

Andere wie der Cryptococcus oder Asperilosa befallen die Lunge und können Abszeßhöhlen in ihr verursachen. Wenn Metastasen in das Gehirn wachsen, ist die Prognose tödlich.

d) *Tumore*

Eine weitere Begleiterscheinung der Unterdrückung des Immunsystems kann sein, daß bösartige Zellteilungen nicht früh genug entdeckt und vom Körper ausgeschieden werden.

Aber auch eventuell transplantierte Tumore werden vor der Abstoßung geschützt wie die verpflanzten Organe. Die statistische Wahrscheinlichkeit einer Tumorentwicklung wächst mit der Länge des postoperativen Verlaufs.

Häufiger auftretende Formen sind z. B. *Lymphome,* das sind Tumore, die bevorzugt im zentralen Nervensystem zu finden sind und eher bei jüngeren Patienten unter 40 Jahren auftauchen. Sie entstehen an den Stellen der größten Medikamentenkonzentration: an dem Ort, wo das Medikament gespritzt wird, im Mundraum, soweit es oral verabreicht wird, oder im Beginn des Dünndarms.

Ein anderer Tumor ist das *Carposi Sarkom,* das sind kleine knötchenförmig wachsende Gefäßtumore auf der Haut von rötlich-bläulicher Farbe. Sie können sich innerhalb der ersten 20 Monate nach der Transplantation bilden. Sie siedeln sich im Dünndarm, Mund- und Rachenraum sowie in der Lunge an.

Um sie zu bekämpfen, müßte man die Medikamente absetzen, die das Immunsystem unterdrücken, das würde aber wiederum die transplantierten Organe in Gefahr bringen.

2. *Retransplantationen*

Manche Patienten müssen wegen einer chronischen Abstoßung ein zweites oder sogar drittes Mal transplantiert werden, wenn sie nicht sterben wollen. Das klingt, als sei das eigentlich machbar, vorausgesetzt, daß ein Organ da ist.

Das mag stimmen, wenn es nur darum geht zu überleben. Jeder Patient, der durch eine chronische Abstoßung bedroht ist, ist schockiert und schwer enttäuscht. Er hat schon einmal das beängstigende Warten durchgestanden, hat oft die Anstrengung der Transplantation noch nicht allzu lange hinter sich, hat auf ein leichteres Leben gehofft, hat sich die neuen Organe vertraut gemacht, die er nun wieder loslassen soll, und hat schon eine Reihe gescheiterter Versuche hinter sich, die Abstoßung mit schweren Geschossen von Medikamenten zu stoppen. Die Diagnose »chronische Abstoßung« mit ihren qualvollen Symptomen ist immer mit einer seelischen Krise verbunden. Auch wenn sich ein solcher Mensch zur Retransplantation entscheidet, so ist die innere Befindlichkeit eine andere als beim erstenmal. Die tiefe Erfahrung, daß die Transplantation, auch wenn sie gelungen ist, keine Garantie für ein normales Leben bietet, haftet ihr als

Enttäuschung an. Es kostet viel Mut und Zuversicht, sich der Prozedur noch einmal auszusetzen.

Nicht selten leiden solche Patienten unter Schuldgefühlen. Ihr in Aufruhr geratener Körper scheint selber schuld an dem Dilemma zu sein. Manchmal machen sie sich auch Vorwürfe, daß sie sich vielleicht nicht genug vor Infektionen geschützt oder die Medikamente nicht ganz regelmäßig eingenommen haben. Dann kann es sein, daß sie die chronische Abstoßung als Strafe erleben.

In der Diskussion darüber, was die Transplantation leisten kann, ist die Gefahr groß, daß die Frage nach der Überlebensdauer in den Vordergrund gerät, als käme es darauf in erster Linie an, egal, unter welchen Umständen. Dabei droht die Frage nach der Lebensqualität im Hintergrund zu verschwinden. Sie kann jeder Patient nur für sich selber beantworten. Ich habe viele Patienten gefragt, ob sich für sie die Transplantation gelohnt habe. Niemand hat mit »Nein« geantwortet. Das »Ja« hatte viele Qualitäten vom begeisterten Ja über das zufriedene Ja bis hin zu vielen Abstufungen von ja, aber. Es gibt eine leise Frage in mir, ob ein Mensch, der sein Überleben so teuer erkauft hat, überhaupt »Nein« sagen kann?

II. Auf die Sekunde kommt es an...
Vom Spender zum Empfänger:
die Organvermittlung

Es ist soweit:
Vom Pieper bis zum Operationssaal

Es war 22.00 Uhr, als mich der Arzt aus der Klinik anrief. Seine Patientin habe ihn gebeten, mich zu holen. Es seien Organe für sie da, man sei dabei, sie auf die Transplantation vorzubereiten. Während ich die zehn Minuten mit dem Rad durchs Dunkel von meiner Wohnung zur Klinik fuhr, spürte ich Beklommenheit in mir: Hoffentlich würde es nicht so sein wie vor vier Monaten, wo es schon einmal Transplantationsalarm gegeben hatte. Tamara war mit dem Hubschrauber gebracht worden, alle Vorbereitungen hatten stattgefunden, stundenlang hatten wir gewartet, hatten alles immer wieder durchgesprochen. Dann hatte ich ihr Märchen vorgelesen. Draußen auf dem Flur der Station war eifriges Hin- und Herrennen zu hören gewesen. Schließlich um 2.30 Uhr nachts hatte ein Arzt den Kopf durch die Tür gestreckt. »Tut mir leid«, hatte er gesagt, »diesmal wird es nichts, das Organ war nicht in Ordnung. Das kann vorkommen, wir stecken ja nicht drin.« Tamara hatte mich angeschaut, als spreche der Arzt eine fremde Sprache und als müsse ich ihr übersetzen, was er gesagt hatte. Dann war ihr sowieso schon bleiches Gesicht noch bleicher geworden. »Alles umsonst?« hatte sie gefragt. Ja, die ganze Anspannung, die ganze Freude waren umsonst gewesen. Es hatte gedauert, bis sie sich von der Enttäuschung erholt hatte. Nun war sie zum zweiten Mal gekommen. Mit welchen Gefühlen würde ich sie antreffen?

Tamara saß aufrecht in ihrem Bett. Der Sauerstoff zischte leise durch den dünnen grünen Schlauch bis in ihre Nase. Ihre Haare leuchteten rot und ließen ihr Gesicht blaß erscheinen. Ihre Lippen waren blau. Sie umarmte mich und sagte mit stockendem Atem: »Wollen wir es noch mal versuchen?« Sie schien ruhiger als das erste Mal, aber ihre Hände waren eiskalt. Tamara ist eine junge Frau von 21 Jahren mit einem lustigen Gesicht, das oft über ihre lebensbedrohliche Krankheit hinwegtäuscht. Sie leidet an einer angeborenen Stoffwechselstörung, die bei ihr zur Zerstörung ihrer Lunge und ihres Herzens geführt hat. Sie müßte sterben, wenn nicht neue Organe ihr Leben ermöglichten. Ich kenne sie seit Jahren und habe miterlebt, wie sich ihre Krankheit verschlimmerte. Als ihre Situation bedrohlich wurde, hatte ihr Arzt mit ihr über Transplantation gesprochen. Über ein Jahr lang hatten wir uns immer wieder mit der Transplantation beschäftigt, hatten Tamaras Phantasien, Träume, Bilder und Geschichten zu diesem Thema angeschaut und hatten über das, was geschehen würde, gesprochen. Jetzt schien es soweit zu sein. Die Schwester kam und nahm sie mit ins Bad. Ihre Körperhaare wurden abrasiert. Als sie wiederkam, hatte sie ein weißes Hemd an, das hinten offen war. Ihr Körper war mit einer Desinfektionstinktur orange gefärbt. »Wie meine Haare«, lächelte sie. Verwundert stellte sie fest, daß sie gar nicht so aufgeregt wie beim erstenmal war. »Ich traue mich nicht mehr, es mir wirklich vorzustellen. Ich denke, wenn es diesmal klappt, habe ich Glück gehabt«, sagte sie. Ihre Hände waren trotz des warmen Bades kalt geblieben, als habe ihr Herz, das sonst immer sehr stark pumpte und sie schwitzen ließ, sich zurückgenommen angesichts dessen, was ihm bevorstand. Wir sprachen, nebeneinander auf dem Bett sitzend, leise miteinander und lauschten beide auf die Geräusche auf dem Flur. Nichts war zu hören. Tamaras Eltern riefen an. Sie waren aufgeregt. Tamara sprach mit ihnen beruhigend, als sollten sie transplantiert werden.

»Bringen Sie mich zum OP-Saal, wenn es diesmal

klappt?« fragte sie mich. Als ich sagte: »Natürlich«, brach sie in Tränen aus. Alle vorherige Enttäuschung, die gespannte Erwartung, Angst und Hoffnung lösten sich in ihnen. Es dauerte nicht lange, bis sie ihren roten Haarschopf schüttelte und mich anlächelte. »Mein Leben war trotzdem schön bis jetzt«, sagte sie, »vielleicht wird es noch schöner weitergehen.« Wir phantasierten eine Weile zusammen, wie das Leben nach der Transplantation aussehen könnte. Immer wieder hielt sie erschrocken inne: »Und wenn es nicht so ist, wenn ich die Operation vielleicht nicht überlebe?« Die Schwester kam mit einem jungen Arzt, der ihr eine Beruhigungsspritze gab. »Jetzt ist es soweit«, sagten sie. Sie fuhren das Bett mit der auf ihm sitzenden Tamara aus dem Zimmer. Ihre Hand hielt mich fest, als ich neben ihr herlief. Wir fuhren durch den Gang, der ganz still war. Es war 1.00 Uhr nachts, die anderen Patienten schliefen. Mit dem Fahrstuhl ging es bis zum siebten Stockwerk. Tamara wurde müde und legte sich hin. Im Vorraum des OP-Saals wurde sie von einem Pfleger und dem Arzt von ihrem Bett auf eine OP-Liege getragen, dann legte der Arzt mehrere Zugänge in ihre Venen für die Operation. Ich hatte mir sterile Kleidung angezogen sowie einen Mundschutz und Gummihandschuhe angetan. Nur so konnte ich sie noch einmal in den Arm nehmen. In dieser Verpackung mußte ich ihr von da an in den nächsten Wochen begegnen. Sie lächelte müde, als man sie in den OP-Saal schob. Während ich mich umzog und mich langsam auf den Rückweg machte, kamen mir zwei Männer im Laufschritt mit einem kofferartigen Kasten entgegen. Waren darin ihre neuen Organe?

Was ist notwendig, bevor ein Patient in die Liste der Transplantationskandidaten aufgenommen werden kann?

Der Arzt meldet seinen Patienten, der auf ein neues Herz und/oder eine neue Lunge wartet, in der Abteilung für Thorax-, Herz- und Gefäßchirurgie an. Die Indikation zur Transplantation wird in der interdisziplinären Transplantationskonferenz gestellt, die in ein- bis zweiwöchigen Abständen stattfindet. Dazu muß er verschiedene diagnostische und anamnestische Unterlagen des potentiellen Organempfängers einreichen.

1. Eine Epikrise (Krankheitsgeschichte) sowie die Zusammenstellung der wichtigsten Unterlagen wie Arztbriefe und Herzkatheterprotokolle

2. Den aktuellen Rechtsherzkatheter mit der Lungengefäßwiderstandsmessung

3. Hämatologische Untersuchungsergebnisse, z. B. Gerinnungsstatus, Thrombozyten, großes Blutbild

4. Biochemische Untersuchungsergebnisse, wie Cholesterin-, Harnsäure-, Blutzuckerspiegel

5. Blutgruppenbestimmung mit allen Untergruppen (muß weitgehend mit der des Spenders übereinstimmen)

6. Gewebetypisierung (muß weitgehend mit der des Spenders übereinstimmen)

7. Angaben zur Lungenfunktion

8. Zahn-, Kiefer- und Ohrenuntersuchungen, um eine Infektion auszuschließen

9. Untersuchungen auf Hepatitis, Toxoplasmose, Herpes, Tuberkulose oder Pilze wie Candida und Aspergillus. Da das Immunsystem nach der Transplantation unterdrückt wird, könnten solche Viren und Pilze lebensbedrohlich werden.

10. Es werden ein Übersichtsbild des Brustkorbes in zwei Ebenen sowie eine Lungenszintigraphie gemacht.

Auf diese Weise versucht man mögliche Risikofaktoren zu erfassen und – soweit möglich – auszuschalten.

Aber auch das psychosoziale Umfeld des Patienten spielt eine wichtige Rolle, da die Nachbehandlung nach der Transplantation intensive Zusammenarbeit und Unterstützung seitens der Familie erfordert. Da die postoperativen Therapiepläne, d. h. die pünktliche Einnahme der Medikamente sowie der Schutz vor Infektionsgefahr Einsicht und Disziplin erfordern, wird eine gewisse intellektuelle sowie psychische Reife vorausgesetzt.

Sind alle diese Unterlagen durch die Transplantationskonferenz gelaufen und ist die Indikation zur Transplantation gestellt worden, wird der Patient/die Patientin zu einem Gespräch eingeladen. Zeigt er oder sie sich nach dem Gespräch weiterhin transplantationswillig, werden die Daten an das Eurotransplant-Zentrum in Leiden weitergeleitet. Der Patient bekommt einen Europieper, mit dem er jederzeit und überall erreichbar ist, oder er gibt die wichtigsten Telefonnummern an, da er sich meist seines schlechten Zustandes wegen nicht weit wegbewegen wird.

Das Eurotransplant-Zentrum im holländischen Leiden

Rund 11 000 Kinder, Frauen und Männer sind im Computersystem der gemeinnützigen Organagentur in Leiden gespeichert. Eurotransplant hat ein System von vier Dringlichkeitsstufen aufgebaut:

Code 0 für Patienten, die sterben müssen, wenn sie nicht umgehend ein neues Organ bekommen. (Jedes Transplantationszentrum darf nur einen Patienten mit dem Code 0 melden.)

Code 1 für Patienten, die innerhalb weniger Wochen transplantiert werden müssen.

Code 2 für Patienten, die noch eine Weile ohne Transplantation überleben können.

Code 3 für Patienten, die zwar transplantiert werden müssen, aber vorübergehend wegen einer Infektion nicht operiert werden können.

Mitglieder von Eurotransplant sind die Niederlande, Deutschland, Luxemburg, Belgien und Österreich. Das Zentrum sorgt dafür, daß die Organe in der erwähnten Dringlichkeitsfolge vergeben werden. Alle hirntoten Spender werden nach Leiden gemeldet und mit ihren Organdaten erfaßt. Auf diese Weise kann der Computer den geeigneten Empfänger über dessen eingegebene Daten leicht ermitteln. Das System versucht Mißbrauch entgegenzuwirken. Eurotransplant wurde 1987 als Stiftung gegründet. 180 Transplantationszentren der Benelux-Länder, Deutschlands und Österreichs sind Mitglied. 60 Fachleute arbeiten dort. Ihr Jahresbudget wird von den Krankenkassen der beteiligten Länder bezahlt. Dazu kommen etwa 50 Fachlabors für Gewebetypisierung. Alle Mitglieder müssen sich streng an die Vergabekriterien halten.

1990 wurden 5000 Transplantationen vermittelt: 3219 Nieren, 690 Herzen, 599 Lebern, 62 Bauchspeicheldrüsen, 50 Lungen. Alle Patienten bleiben lebenslänglich im elektronischen Datensystem der Organbanken gespeichert. Die Transplantationszentren müssen alle Daten aus der Krankengeschichte ihrer Patienten dort melden.

Wie wird man Organspender?

Organspendeausweise liegen an verschiedenen Stellen aus. Außer in den Kliniken werden sie von Verbänden, die Mitglieder des Arbeitskreises Organspende sind, verteilt, wie dem ADAC, dem Kuratorium für Heimdialyse, dem Deutschen Caritasverband, der Deutschen Stiftung Organtransplantation und anderen Organisationen. Es ist sehr einfach, ein Organspender zu werden. Man füllt die fünf Zeilen des Organspendeausweises aus und bestätigt die Spendebereitschaft mit der Unterschrift. Den Ausweis sollte man bei sich tragen. Auf dessen Rückseite kann man die Personen eintragen, die benachrichtigt werden sollen, wenn einem etwas zustößt. In dem Informationsheft »Organspende bewahrt Leben, Antworten auf Fragen« vom Arbeitskreis Organspende kann man das Wichtigste erfahren:
- Als Spender kommen vor allem Unfallopfer in Frage, die eine tödliche Hirnschädigung erlitten haben und deren Herz und Kreislauf künstlich mit Maschinen unterhalten werden müssen.
- Explantiert werden können: Nieren, Leber, Herz, Lunge, Bauchspeicheldrüse, Hornhaut, Augen und Gehörknöchelchen.

- Normalerweise wird Mehrorganentnahme praktiziert, wenn der Spender nicht bestimmte Organe ausgeschlossen hat.
- Eine ärztliche Untersuchung ist nicht nötig, weil alle erforderlichen Untersuchungen sowieso nach Feststellung des »Hirntodes« gemacht werden.
- Bestimmte Krankheiten wie Infektionskrankheiten, Zucker, Nierenleiden sowie Krebs können die Spendefähigkeit einschränken.
- Was das Alter betrifft, so gilt das biologische Alter der Organe; die Grenze liegt etwa bei 70 Jahren.
- Finanzielle Entschädigungen bei Organspende gibt es nicht!
- Es werden vom Organspender weder medizinische noch persönliche Daten gespeichert.

Die Rechtsverbindlichkeit des Organspendeausweises ist umstritten. Die Frage ist, ob ein vorgedrucktes Formular und Informationen, die Organspende mit Nächstenliebe gleichsetzen und so moralischen Druck auf den potentiellen Spender ausüben, genügende Voraussetzung für eine freie Entscheidung sind. Der ausgefüllte Organspendeausweis scheint zu einem Akt der Selbstbestimmung zu werden, unabhängig davon, ob überhaupt die Voraussetzungen für eine selbstbestimmte Entscheidung gegeben waren. Selbst die Bundesärztekammer behandelt den Organspendeausweis nicht als rechtsverbindliches Dokument. Ohne Einwilligung der Angehörigen darf bis jetzt keine Extransplantation vorgenommen werden.

III. Der Spender ist tot –
was fühlen die Angehörigen?

Im Informationsheft des Arbeitskreises für Organspende heißt es zu der Frage: Was sollen Angehörige tun, wenn um eine Organspende gebeten wird?

»Liegt kein Organspendeausweis vor, so werden die nächsten Angehörigen um ihre Zustimmung zur Organentnahme gebeten, wenn ein Organ des Verstorbenen zum Zwecke der Transplantation benötigt wird. Der nächste Angehörige kann die Zustimmung schriftlich oder mündlich erteilen.«

Das klingt fast beruhigend einfach. Es scheint nur darum zu gehen, ob die Zustimmung schriftlich oder mündlich gegeben wird. Alles andere übernimmt die Organisationszentrale. Nichts davon, daß die Angehörigen auch »Nein« sagen könnten. Es geht ja um Lebensrettung für einen anderen Menschen, wer könnte das verweigern wollen?

In einer anderen Broschüre des Arbeitskreises heißt es: »Hilfeleistung durch Organentnahme nach dem Tod muß daher höher bewertet werden, als die Unversehrtheit des Leichnams ... Das heißt aber auch, daß das Verweigern der Organspende ein Vorenthalten menschlicher Hilfeleistung ist und daß ein Arzt, der mögliche Organentnahme unterläßt, seine Behandlungsmöglichkeiten nicht voll ausschöpft.«[2]

Hier werden Richtlinien aufgestellt und Wertungen vorgenommen, die Menschen abwerten, die sich aus religiösen, ethischen oder persönlichen Gründen gegen eine Organspende entscheiden. Die Frage ist, wo bei solchen Postulaten die freie Entscheidung noch Platz hat. Menschen, die gerade einen traumatischen Verlust erlitten haben – wie z. B. Angehörige eines Unfallopfers –, stehen immer unter Schock. Ihre freie Entscheidungsfähigkeit ist dadurch eingeengt. Sie sind in viel höherem Maße manipulierbar durch Ärzte, die unter dem Druck stehen, ihre Behandlungsmöglichkeiten voll auszuschöpfen.

Die Verohnmachtung durch das erfahrene Schicksal macht Angehörige oft fügsam. Sie fühlen sich durch eine schwerwiegende Entscheidung überfordert. Sie brauchen dringend das Wohlwollen und die Akzeptanz des Arztes, und beides erreichen sie durch Zustimmung, nicht aber durch Verweigerung. Deshalb kann ein in solcher Situation getroffener Entschluß selten frei sein.

Das hat auch die Mutter des fünfjährigen Jens erfahren. Als sie in meine Praxis kam, erzählte sie mir folgenden Traum:

»Ich wache in der Nacht schweißgebadet auf«, sagt die zarte, brünette Frau, die mir in Jeans gegenübersitzt, »ich sehe ihn immer wieder vor mir, meinen Sohn, mit vorgestreckten Armen, als wehre er etwas ab oder als strecke er sie mir um Hilfe suchend entgegen.« Sie schluchzt verzweifelt: »Ich hätte ihn schützen müssen, ich hätte aufpassen müssen, daß ihm nichts geschah. Er lebte ja noch: er atmete, er war warm: Schweißtropfen waren auf seiner Stirn. Ich dachte, er wird gleich die Augen aufschlagen, wird lächeln, wenn er mich sieht. Aber der Arzt sagte, er sei tot, hirntot, nie würde er aufwachen, nie mehr, aber mit seinen Organen könnten andere Kinder leben... Ich habe nur ›leben‹ gehört.

Was hätte ich darum gegeben, wenn mein Kind hätte leben können! Ich stimmte dem Leben zu, alles Leben stand für sein Leben. Ich konnte nicht denken. Wie trifft man Entscheidungen in so einem Augenblick? Ich nahm Abschied von ihm, er atmete, er schwitzte, als ich ging. Jetzt sehe ich ihn im Traum, aufgeschnitten, ausgeweidet, mit den Händen, die er mir entgegenstreckt, und ich schreie vor Verzweiflung, daß ich ihn nicht geschützt habe. «

Das sind die Worte einer jungen alleinstehenden Mutter, die ihren fünfjährigen Sohn bei einem Verkehrsunfall verloren und der Entnahme von Organen zugestimmt hatte. Selbst unter Schock, allein mit der schweren Entscheidung, hatte sie nicht wissen können, was dieser Schritt in ihr auslösen würde. Sie hatte das Kind nachmittags bei einer Nachbarin untergebracht, weil sie arbeiten mußte. Ihr Kind war mit den anderen Kindern auf seinem kleinen Rad auf der ruhigen Straße herumgefahren. An der Ecke hatte ein Autofahrer es übersehen. Das Kind war sofort bewußtlos gewesen, hirntot, wie man später feststellte. Die junge Frau *mußte* arbeiten. Trotzdem hatte sie ein schlechtes Gewissen. Wäre es vielleicht doch anders gegangen, dann wäre der Unfall vielleicht nicht passiert?

Und dann hatte sie ihr Kind wieder nicht geschützt, seinen atmenden Körper! Sie war nicht bei ihm geblieben bis zum letzten Atemzug. »Vielleicht hat er doch noch etwas gemerkt, man sagt doch immer, daß Menschen, die im Koma liegen, noch ganz viel mitbekommen.« Immer wieder kreisten ihre Gedanken und Gefühle um dieses Thema. Nachts traute sie sich nicht einzuschlafen, um nicht wieder diesen Traum von ihrem Kind zu haben.

Normalerweise erfährt ein Arzt nichts mehr von den Angehörigen des Menschen, den er zur Explantation meldete. Sie werden den Ort eher meiden, an dem sie zu einer Entscheidung gedrängt wurden, die in ihnen tiefe Zweifel an der Richtigkeit ihres Entschlusses hinterlassen hat.

Ich will damit nicht sagen, daß alle Mütter, Väter oder Ehepartner ihre Entscheidung so erleben müssen wie die Mutter von Jens, aber es genügt, daß es solche Fälle gibt, um zur Vorsicht zu mahnen, Menschen nicht unter moralischen Druck zu setzen. Mancher Arzt, der sich gedrängt fühlt, die Frage nach der Organspende in einer solchen Situation zu stellen, mag sich der Zumutung bewußt sein. Ich vermute, daß es für eine Mutter, die gerade ihr Kind verloren hat und die um eine solche Gabe gebeten wird, ein Stück Trost wäre, den Arzt mit *seinen* Gefühlen als Leidensgenossen an ihrer Seite zu wissen.

Auf der Pflegestation für Hirntote

So wie die meisten Menschen nicht ahnen, welche Not Angehörige eines Spenders durchmachen können, weil für sie die Unversehrtheit des geliebten Leichnams durchzusetzen ein Zeichen letzter Fürsorge gewesen wäre, so wissen wir auch normalerweise nichts über die Situation auf der Pflegestation, auf der »Hirntote« versorgt werden.

In dem Buch »Organspende. Kritische Ansichten zur Transplantationsmedizin« berichtet die Krankenschwester Doris Windels Buhr über die absurde Situation, in die das Pflegepersonal gerät. Einerseits sind die Menschen, mit denen das Pflegepersonal zu tun hat, Tote, »Hirntote« eben, und deshalb dient die Arbeit der »Vitalisierung transplantabler Organe«. Das heißt, es ist gar nicht der Mensch, der da am Leben gehalten wird, obwohl er atmet, schwitzt, ernährt wird, uriniert, sondern es sind die Teile von ihm, die später gebraucht werden. Andererseits sind die Pflegenden aufgerufen, die Würde des Menschen zu wahren. Manche sprechen mit ihren Pfleglingen, singen ihnen etwas vor. Die »Patienten« sind für die Pflegenden tot und lebendig zugleich.

Wie schwer mag es für eine Schwester sein, wenn der Mensch, den sie zuvor gepflegt hat, auseinandergenommen wird, wenn, wie Frau Windels Buhr beschreibt, die

Explantationsteams mit ihren Köfferchen anrücken und in vorgefaßter Reihenfolge die Organe herausschneiden und wieder verschwinden. Zum Schluß bei Multiorganentnahme die Augen, die Gehörknöchelchen, die Haut. Die Schwester ist die einzige, die bis zum Schluß dabeibleiben muß! Wer wird sie fragen, wie es ihr dabei geht? Und was geschieht mit einem Menschen, der ständig mit den Folgen der doppelten Wahrheit, die die Hirntoddefinition produziert hat, umgehen muß?

Die Definition des Hirntodes und ihre Folgen

Bis zum Zeitpunkt der Hirntoddefinition galt ein Mensch in allen Ländern und zu allen Zeiten dann als tot, wenn Atemstillstand, Herzstillstand und das Aussetzen aller Körperfunktionen eingetreten waren. Totenstarre und Totenflecke sind Merkmale des Todes. Nicht umsonst wurde der Tote mindestens drei Tage aufgebahrt, bevor er beerdigt wurde. Hin und wieder war es vorgekommen, daß ein »Toter« wieder zum Leben erwachte, deshalb wurde unter anderem die Zeit von drei Tagen nach dem Aussetzen aller Körperfunktionen eingehalten. Obwohl man wußte, wann der Tod eingetreten war, und die Merkmale des Todes kannte, waren sie doch offenbar nicht von absoluter Gültigkeit.

Die Hirntoddefinition grenzt die Todesmerkmale auf den Zusammenbruch der Gehirnfunktionen ein, während die übrigen Körperfunktionen fortbestehen. Das bedeutet: Der Mensch atmet, sein Kreislauf funktioniert, seine Organe arbeiten. Der Mensch verdaut, scheidet aus, schwitzt, hat vielleicht Fieber, kann, wie es mehrmals bei schwangeren Hirntoten der Fall war, ein Kind austragen. Da der »Hirntote« bzw. die »Hirntote« nicht mit Bewußtsein reagiert, gehen wir davon aus, daß »Hirntote« nichts fühlen und nichts wahrnehmen können, weil das, was wir Bewußtsein nennen, zerstört ist.

Es gäbe an sich keinen Grund, diesen Zustand des irreversiblen Komas als Tod zu definieren, bevor der Körper von selbst alle Funktionen aufgibt. Die Möglichkeit zu transplantieren produzierte jedoch den Wunsch nach Vorverlegung des Todes.

Hirntoddefinition und Transplantationsgesetzentwurf

Die Diskussion um die Hirntoddefinition ist für mich ein typisches Beispiel dafür, wie man die Wirklichkeit seinen Wünschen entsprechend beugen kann, auch wenn die Wirklichkeit eigentlich eine andere ist:

Um transplantieren zu können, werden lebensfrische Organe benötigt. Aus Toten sind nur sogenannte »Kadaverspenden« zu entnehmen, die den Bedürfnissen nicht entsprechen. Aus diesem Dilemma gibt es nur einen Ausweg: den Tod neu und »transplantationsgerecht« zu definieren. Genau das tat das 1968 zusammengerufene Ad-hoc-Komitee an der Harvard Medical School. Es setzte irreversibles Koma, das heißt Hirntod, mit dem Tod des ganzen Menschen gleich.

Ein »Hirntoter« unterscheidet sich von einem normalen Toten dadurch, daß alle übrigen Organe sowie Herz und Kreislauf funktionieren. Äußerlich gleicht er einem Schlafenden. Für mich ist es verwunderlich, daß diese willkürliche Vorverlegung des Todes keinen größeren und nachhaltigeren Protest hervorgerufen hat. Die Hirntoddefinition entsprach einerseits den Wünschen einer schon handlungsbereiten Transplantationsmedizin, den Hoffnungen der organbedürftigen Menschen, aber auch einer neuen fatalen Moral, die Organspende grundsätzlich mit Nächstenliebe gleichsetzt und Ärzte, die nicht alles dazu tun, frische Organe wieder in Umlauf zu bringen, beschuldigt, ihre Behandlungsmöglichkeiten nicht voll ausgeschöpft zu haben.

Die High-Tech-Medizin bemüht den Begriff »Nächstenliebe« nur für die Transplantationsmedizin, sonst braucht sie ihn nicht.

Es ist erstaunlich, daß die Transplantationsmedizin seit langem in einem mehr oder minder rechtsfreien Raum betrieben wird. Erst jetzt wird in Deutschland um ein Transplantationsgesetz gekämpft, das die Bedingungen für die Anwendung dieser Medizin festlegen soll. Bis dahin sind die über den Tod hinaus geltenden Persönlichkeitsrechte eines Verstorbenen wirksam.

Der Schrecken über die in der Nazi-Zeit begangenen Ungeheuerlichkeiten, die bewußtgemacht haben, in welchem Maße Menschen ihre Moral ihren Wünschen unterwerfen können, mag uns vorsichtiger gemacht haben. Nun scheinen wir mit zwei neuen Gesetzentwürfen einer ungehemmten Transplantationschirurgie Vorschub zu leisten.

Bis jetzt konnten Menschen, die zur Organspende bereit waren, einen Organspendeausweis bei sich tragen. Der Gesetzentwurf sieht als Regelung die Möglichkeit der Organentnahme bei »Hirntod« im Sinne einer »engen Zustimmungslösung« vor. Bei der »erweiterten Zustimmungslösung« ist zusätzlich die Zustimmung der Angehörigen notwendig.

1978 schlug der damalige Justizminister Hans-Jochen Vogel die »Widerspruchslösung« vor: Wer nicht zur Organspende bereit war, sollte seinen Widerspruch durch einen amtlichen Vermerk im Personalausweis (»W«) kenntlich machen. Von dieser Regelung wurde jedoch wieder Abstand genommen.

Die Transplantationsmedizin favorisierte die »Widerspruchslösung«, weil durch sie das Recht auf Selbstbestimmung am besten gewahrt sei.

Wir alle wissen, wie wenig sich die meisten Menschen mit dem Tod beschäftigen. Nur wenige würden ihren Willen wohl so dezidiert kundtun. Das bedeutet aber, daß man das Schweigen einer Person in der Frage des letzten Willens als Zustimmung wertet und daß die menschliche Trägheit ausgenutzt wird, um Organe zu erhalten.

Auch die Informationslösung zielt auf einen Schwachpunkt. Nach ihr sollen Angehörige von dem Vorhaben informiert werden. Sie müßten widersprechen, wenn sie nicht wollen, daß Organe des Verunglückten – denn um solche handelt es sich bei den Spendern häufig – explantiert werden. Sie stehen aber unter Schock, haben sich vielleicht nicht hinreichend mit dem Thema beschäftigt und sollen nun unter Zeitdruck entscheiden. Es ist nur allzu wahrscheinlich, daß sie dazu selten in Freiheit imstande sind.

Zur Zeit müssen Ärzte, da sie gezwungen sind, Angehörige um ihre Zustimmung zu bitten, sich wenigstens mit deren Trauer und Betroffenheit konfrontieren. Mit der Informationslösung müssen sie lediglich noch etwas mitteilen. Widersprechen die Angehörigen in angemessener Zeit nicht, gilt ihr Schweigen als Zustimmung.

Zwei Tatbestände stehen sich gegenüber: die über den Tod hinauswirkenden Persönlichkeitsrechte der Verunglückten und die Not derjenigen, die ohne das Geschenk eines neuen Organs nicht weiterleben können und deshalb ihren Bedarf anmelden. Ein wirkliches Dilemma, das einen inneren und äußeren Notstand erzeugt, der Menschen dazu bringen kann, diese Spannung vorzeitig zugunsten einer Seite aufzuheben, ohne das Problem so lange durchzuarbeiten, bis sich eine Lösung findet oder das Problem als unlösbares bestehen bleibt.

Die Behauptung, ein Mensch sei tot, wenn sein Bewußtsein irreversibel zerstört ist, reduziert den Menschen auf seine Bewußtseinsfunktionen und isoliert ihn von seiner übrigen Leiblichkeit. Die Befürworter der Hirntoddefinition weisen auf die Integrationsfunktion des Gehirns hin. Von dieser Fähigkeit soll die Überlebensfähigkeit des Organismus, z. B. die Funktion der Organe, abhängig sein, sowie die übergeordnete Einheit, die ein selbständiges Lebewesen ausmacht. Ein Organismus ist aber auch ohne funktionierendes Gehirn imstande, integrative Leistungen zu vollbringen, weil das Rückenmark entsprechende Funktionen des Hirns übernehmen kann.

Dies beweist schon die Tatsache, daß »hirntote« Patienten sogar nach Ausfall der Hirnstammfunktionen am Leben gehalten werden können. Der Fall der Erlanger Patientin Marion Ploch ist geradezu exemplarisch für die ganzheitlichen Leistungen eines »hirntoten« Organismus und macht deutlich, daß es sich um mehr als eine »Ansammlung von Organen« handelt. Erkennt man aber an, daß ein Mensch mit irreversibel zerstörtem Gehirn *lebt,* so muß die ethische und rechtliche Legitimation der Organentnahme neu diskutiert werden.

Da »hirntote« Menschen sich nicht mehr äußern können, werden wir nie erfahren, ob es eine Ebene des Erlebens gibt, die wir nicht kennen. Ich erinnere mich an den sprachlosen Schrecken einer Frau, die wegen schwerer psychosomatischer Störungen in meine Praxis kam und mir erzählte, wie sie bei vollem Bewußtsein die Kaiserschnittgeburt ihrer Tochter miterlebt, aber keinerlei Regung hatte von sich geben können, weil in der Narkose zwar die Mobilität der Patientin ausgeschaltet, die schmerzausschaltenden chemischen Komponenten der Narkose jedoch vergessen worden waren. Entsetzt hatte sie das Krankenhaus verlassen, sobald sie sich wieder bewegen konnte. Das Schlimmste für sie war, daß ihr niemand glauben wollte. Wissen wir, was wir für Grausamkeiten begehen, wenn wir »Hirntote« explantieren? Wir werden nie erfahren, ob es ein Leiden gibt, das diese Menschen noch erleben, weil vielleicht auch der Körper ein Bewußtsein hat.

Menschen, die, um weiterleben zu können, auf die Organe eines anderen angewiesen sind, setzen sich in ihrer Not vor der Transplantation nicht gern mit dem Spenderthema auseinander. Doch spielt der Spender trotzdem in ihren Träumen, Phantasien und Bildern eine wesentliche Rolle. Ich werde später ausführlich darauf zurückkommen.

In einem Interview der Zeitung »Die Woche« äußerte sich der Herztransplantierte Martin Franke zur Widerspruchslösung: »Ich bin 28 Jahre alt. Vor neun Jahren wäre ich ohne eine Herztransplantation gestorben. Trotzdem bin ich dagegen, daß Toten automatisch Organe entnommen werden können. Ich bin für die ›Zustimmungslösung‹, die sich am Willen des Organspenders zu Lebzeiten orientiert. Eine nicht geäußerte Meinung kann nicht als Zustimmung gewertet werden. Der Empfänger hat keinen Anspruch auf das Organ. Es sollte für ihn ein Geschenk sein, das er als bewußte Spende von einem Verstorbenen erhält. Aus eigener Erfahrung weiß ich, daß sich nahezu jeder Organempfänger mit ›seinem Spender‹ auseinandersetzt. Dieser Prozeß wird wesentlich vereinfacht, wenn man sich der ›Freiwilligkeit dieses Geschenks‹ sicher sein kann.«[3]

Wenn ein Spender sich zu einer Spende entschließt, die einem anderen Menschen Leben ermöglicht, dann ist das eine Entscheidung jenseits aller Verpflichtung und allen Anspruchs. »Die ethische Dimension«, sagt Jonas, »geht weit über die des Sittengesetzes hinaus und reicht in die erhabene Einsamkeit von Hingabe und letzter Selbstwahl fern von aller Rechnung und Regel – kurz, in die Sphäre des Heiligen.« Dies ist ein völlig anderer Ausgangspunkt, als wenn mit großer Selbstverständlichkeit das Recht auf körperliche Unversehrtheit zugunsten der Organentnahme eingeschränkt und damit die Sozialpflichtigkeit des »hirntoten Körpers« postuliert wird.

IV. Mit dem Herzen eines anderen leben — die seelische Wirklichkeit transplantierter Patienten

Ich möchte zunächst zwei Bilder beschreiben.

Ein erstes Bild:

In der Manege sind zehn Lipizzanerhengste. Der Zirkusdirektor geht zu einem kleinen Mädchen im Zuschauerraum, reicht ihr die Peitsche und bittet sie in die Manege. Sie soll mit der Peitsche knallen, dann würden sich alle zehn Hengste auf die Hinterbeine stellen. Das kleine Mädchen folgt ihm, die Peitsche in der Hand, mit gemessenen Kinderschritten. Ihr Gesicht ist ernsthaft, wie entrückt. Als die Peitsche knallt, heben sich die großen Tiere auf die Hinterbeine. Der Direktor verneigt sich dankend vor dem kleinen Mädchen, das Publikum klatscht begeistert. Das kleine Mädchen gibt dem Zirkusdirektor die Peitsche zurück und geht mit gemessenen Schritten aus der Manege hinaus.

Dazu nun das folgende Bild:

Im Bett des Kinderkrankenhauses liegt ein neunjähriger Junge. Um ihn herum stehen fünf Männer in weißen Kitteln. In ihrem Gespräch ist unterdrückte Erregung spürbar. Daten werden ausgetauscht und verglichen. Röntgenbilder angeschaut und diskutiert. Eine kleine Pumpe saugt über einen Plastikschlauch die Luft, die sich im Brustraum gesammelt hat, ab. Seit Monaten platzen die Lungenbläschen dieses Kindes. Die Lunge ist voller Löcher. Warum das so ist, weiß niemand. Das Gespräch der Männer wird immer wieder unterbrochen von ratlosem Schweigen. Diese Krankheitsform ist weltweit nur fünfmal beschrieben worden. Ein Behandlungsversuch steht noch aus, er soll morgen unternommen werden. Die Männer nicken dem Kind kurz zu, bevor sie das Zimmer verlassen. Sie versuchen optimistisch zu wirken. Das Kind lächelt zurück. Es fühlt sich schuldig als ein Wesen, das fünf Fachleute schachmatt setzt. Als sie gegangen sind, lehnt es wie erstarrt in seinem Kissen. Der braune Teddy mit einem

Auge liegt neben ihm. Die Pumpe, die die Luft aus dem Brustkorb über den Schlauch in einen mit Wasser gefüllten Behälter leitet, summt leise.

Zwei Bilder, die Gefühle auslösen.

Das erste vielleicht: Rührung, Verwunderung und Begeisterung. Das zweite: Ratlosigkeit und Ohnmacht.

Im ersten Bild finden die entstehenden Gefühle einen spontanen Ausdruck im Applaus der Zuschauer. Da muß keiner nachdenken, warum das so ist und was das bedeutet: Die großen, starken Tiere und das kleine Mädchen, in dessen Schritten und Bewegungen sich innere Sammlung und Konzentration ausdrücken, die zur Folge haben, daß die Pferde ihm gehorchen, dabei die Zuschauer in Kontakt gebracht mit ihrer eigenen Zentriertheit. Das Bild hat eine tiefe menschliche Möglichkeit beschworen. Im Zirkus sprechen die Bilder, die Menschen sind darauf eingestellt und können in der Tiefe ihren eigenen Bildern begegnen. Es muß nicht erklärt werden, weil ja schon verstanden wurde.

Die Gefühle, die das zweite Bild geweckt hat, werden überspielt mit Geschäftigkeit. Je größer die Ratlosigkeit, desto aufwendiger werden die Aktionen. Die sich immer mehr zerstörende Lunge ist kein Gegenüber mehr, sondern wird zum Feind, dessen Strategien es zu erkennen gilt. Man geht davon aus, daß dies grundsätzlich möglich ist, wenn nicht jetzt, so doch später. Der Körper mit seinen Funktionen ist letztendlich ein verstehbares System, das von einer begrenzten Zahl allgültiger Gesetze regiert wird, die der Mensch begreifen kann und auf die er seine Strategien richtet. Deshalb sind wir zu großen Sammlern von Informationen und doch gleichzeitig unfähig geworden, das System Mensch als Ganzes zu erfassen.

Wenn die Lunge, deren Bläschen platzen, sobald das Kind sie mit Luft füllt, die es aus der Welt in sich hineinsaugt, wieder zum Bild werden könnte, könnte sie vielleicht eine Botschaft vermitteln. Eine Botschaft, die deutlich macht, daß das Kind von etwas Zerstörerischem umgeben ist und daß es diese Bedrohung auf lebensgefährliche Weise in Szene setzt, um darauf aufmerksam zu machen, um verstanden zu werden. Die familiäre Situation dieses Jungen wirkte so zerstörerisch auf seine kleine Person, wie die Luft auf die Lungenbläschen, aber die Menschen, von deren Wissen sein Leben abhängig war, waren Lungenspezialisten. Sie wußten, daß es sich bei seiner Krankheit um eine Autoimmunaggression handelte: Sein eigenes Immunsystem griff seine Organe an. Sie wußten auch, daß das Phänomen der Autoimmunaggression zunimmt, sie konnten diverse solcher Phänomene beschreiben. Sie konnten Daten abrufen und Strategien vergleichen, aber sie waren überfordert damit, die krankmachenden Familienbeziehungen zu erkennen und zu beeinflussen. Und sie wußten natürlich nicht, in welchem familiengeschichtlichen Zusammenhang die Krankheit stand und welche Rolle die Umweltfaktoren mitsamt ihren dadurch geweckten Ängsten dabei spielten.

Unser Handeln, Denken und Begreifen sind geprägt von einer Wissenschaftlichkeit, in der es einen Kult entpersönlichter Objektivität gibt; in der man an einen automatischen Fortschritt glaubt, der durch die wissenschaftliche Methode herbeigeführt werden soll. In einem solchen Denken sind der Mensch und die Natur nicht Dialogpartner oder Interakteure eines komplexen Geschehens, die sich mit jeder Interaktion selbst verändern oder verändernd einwirken, sondern fragmentierte Elemente der Untersuchung, aus allen Zusammenhängen gerissen. So werden wir dem Leben nicht gerecht, und wir spüren das auch an unserer Hilflosigkeit.

Vom Mut zur Subjektivität

Vaclav Havel beschreibt in seiner Ansprache vor dem Weltwirtschaftsforum im Februar '92 seine Vorstellung von einem verantwortungsvollen Politiker. Ich möchte sie an dieser Stelle zitieren, weil sie mir ebenso bedeutsam für jeden Arzt, Psychologen oder Lehrer zu sein scheint. Er sagt: »Ein Politiker muß wieder eine Person werden, also jemand, der nicht nur einem wissenschaftlichen Modell und einer Analyse der Welt Vertrauen schenkt, sondern auch der Welt selber. Er muß nicht nur einer objektiven Deutung der Realität vertrauen, sondern auch seiner eigenen Seele, nicht nur einer übernommenen Ideologie, sondern auch seinen eigenen Gedanken. Seele, persönliche Spiritualität, eigener Einblick in die Dinge aus erster Hand, der Mut, er selbst zu sein und den Weg zu gehen, den ihm sein Gewissen aufzeigt. Bescheidenheit angesichts der geheimnisvollen Ordnung des Seins, Vertrauen in dessen fundamentale Richtung und vor allem Vertrauen in die eigene Subjektivität, als das hauptsächliche Verbindungsglied der Welt.«[4]

Wir sind nicht imstande, ohne Ideologie auszukommen. Die Ideologie macht Wahrnehmung und Erkenntnis möglich und engt sie zugleich ein. Vaclav Havels Aufruf zum Vertrauen in die eigene Subjektivität scheint ein Affront zu sein gegen die wissenschaftliche Methode der entpersönlichten Objektivität.

Wir können nicht vorurteilsfrei denken. Indem wir von bestimmten Prämissen ausgehen, haben wir über die anderen schon geurteilt. Aber wenn wir versuchen, unsere Ideologien als solche wahrzunehmen, so haben sowohl wir wie die anderen die Möglichkeit, zu sehen, was wir, warum auch immer, außer acht lassen.

Zu Anfang habe ich das Bild von dem kleinen Mädchen in der Manege beschrieben. Ich möchte noch einmal darauf zurückkommen. Das kleine Mädchen war nicht ängstlich, es war auch nicht stolz oder beschämt, nicht verlegen noch aufgeregt.

Vielleicht war es alles, was ein Mensch sein kann in seiner vollen Präsenz. Rollo May sagt über die Kreativität – und Kreativität findet überall da statt, wo sich etwas verwirklicht –, sie sei ein »intensives Gewahrsein, ein erhöhtes Bewußtsein«. Und er fährt fort: »Auf was es ankommt, ist der Grad der Versunkenheit, der Grad der Intensität, die Qualität des Engagements.«[5]

Im zweiten Bild scheint man davon nichts zu entdekken. Zu sehr ist die Szene geprägt und gefüllt durch das Agieren der Behandler. Und doch findet am Rande des Bildes, von den Behandlern nicht mehr wahrgenommen, die sprachlose, handlungslose Trauer des Jungen statt, die die gleiche Qualität des inneren Engagements aufweist, in dem die Person sich entfalten kann.

Was kann man einem Menschen antun, ohne ihn zu zerstören?

Ein anderes Bild:

Auf der Station ist ein kleiner dreijähriger Junge. Er lebt mehr oder weniger seit seiner Geburt wegen eines schweren Lungenleidens in der Klinik. Abgemagert, von der Größe eines einjährigen Kindes, sitzt er meist in einer Kinderkarre auf dem Flur.

Er bekommt Sauerstoff über einen Schlauch. Seine Lippen sind blau, sein viel zu großes Herz pumpt das

Blut schnell durch seinen Körper. Seine großen schwarzen Augen schauen jeden Vorübergehenden freundlich an.

Immer wieder einmal bleibt jemand stehen und spielt eine Weile mit ihm. Wenn Nick besonders um Atem ringt, gehen die meisten schnell, manchmal verlegen lächelnd weiter. Ein Kind, das um sein nacktes Überleben so kämpfen muß, macht angst. Da muß etwas geschehen, da muß es Hilfe geben, oder es soll schnell zu Ende gehen. Rettung oder Tod!

Dieses Bild gehörte zu meinem Klinikalltag. Eines Tages war es nicht mehr da. Nick war transplantiert worden. In der Nacht war ein Organangebot gekommen, und man hatte sein Herz und seine zerstörte Lunge entfernt und hatte ihm die neuen Organe eingepflanzt.

Auf der Intensivstation lag sein kleiner Körper auf einem hohen Bett, umgeben von piependen Apparaten, die seine Körperfunktionen aufzeigten, mit einem Tubus im Mund, durch den er beatmet wurde, und mit vier Drainageschläuchen in seinem kleinen Körper, durch die das Wundwasser ablaufen konnte. Umgeben war er von vermummten Gestalten, die er nicht kannte. Seine großen schwarzen Augen schauten angstvoll auf die Helfer. Zuerst ging alles gut, dann tauchte eine Komplikation nach der anderen auf, die Abstoßung war nicht in den Griff zu bekommen. Die Helfer in ihrer grünen Vermummung führten einen immer erregteren Disput über den kleinen Nick hinweg. Er verstand sie ja sowieso nicht, und sagen konnte er auch nichts. Seine Existenz stellte sich in Zahlen und Kurven dar. Längst bevor er nach vier Wochen starb, in einem Schlachtfeld von Strategien und Disputen, hatte sich sein kleines Wesen aufgelöst. Sein Blick hatte sich weit hinter seine großen schwarzen Augen zurückgezogen. Es hatte kein Dialog mehr stattgefunden mit ihm als leidendem, zu Tode geängstigtem Kind. Die Behandler hatten alles getan. Sie hatten nichts außer acht gelassen an medizinischem, technischem und wissenschaftlichem Know-how. Nur eben das Kind hatten sie übersehen. So viel Not zu sehen macht angst. Es ist unerträglich. Es ist verständlich und richtig, daß alles getan wurde, um zu helfen. Die Frage ist nur: Was ist in diesem Fall alles?

Möglicherweise hätte moralischer Mut dazu gehört zu sagen: Bei so einem kleinen Wesen, das wir nicht auf das, was kommt, vorbereiten können, das also nicht zustimmen oder ablehnen kann, darf man so etwas nicht machen. Man kann sich mit dem Leid eines anderen nicht identifizieren, ohne das Leid in sich selber wahrzunehmen. Das Leid eines überforderten, tödlich bedrohten, verlassenen Kindes rührt an die tiefsten Ängste unserer Existenz. Deshalb sollten wir wissen, daß wir in Gefahr sind, uns dagegen abzuschotten, um uns selber zu retten. Sicher gibt es kaum einen Menschen, der in seinem Leben nicht solche frühen Ängste erlebt hat, und sei es nur ansatzweise. Bei einem Säugling genügt ein längeres Ausbleiben der Mutter, um ihn in panische Angst zu versetzen. Solche Erlebnisse bleiben in unserem Erleben eingegraben, auch wenn wir uns nicht mehr an sie erinnern, aber sie kommen mit Sicherheit wieder zum Vorschein, wenn wir mit ihnen durch das Leid eines kleinen Kindes konfrontiert werden. Wir haben nur zwei Möglichkeiten, darauf zu reagieren: Entweder wir identifizieren uns damit, und das bedeutet, wir erleben unsere eigenen Ängste wieder, oder wir schützen uns vor diesen Erfahrungen, indem wir eine Mauer zwischen uns und dem kleinen leidenden Wesen ziehen. Dann sind wir in Gefahr, nicht mehr spüren zu können, was wir ihm zumuten und wo unser Handeln zerstörerisch wird. Ein kleines Kind hat noch kein Gefühl für Zusammenhänge. Es versteht nicht, warum etwas Bedrohliches oder Schmerzvolles an ihm vollzogen werden muß. Außerdem hat es noch keine rechte Vorstellung von Zeit. Fünf Minuten Qual können, weil es sich fünf Minuten noch nicht vorstellen kann, eine Ewigkeit sein. In dieser Zeit bricht der Spannungsbogen der Hoffnung zusammen.

Auch einem Erwachsenen können fünf qualvolle Minuten zur Ewigkeit werden, doch sind in seinem Bewußtsein viele Erfahrungen von fünf Minuten Dauer verankert, an die er mit seiner Hoffnung anknüpfen kann, die ihn länger aushalten lassen.

Noch etwas Drittes kommt dazu:

Die Identität eines Menschen, das Gefühl für seine eigene Person, ist intensiv mit dem Körpererleben verbunden. Beim größeren Kind kommt dazu das Erleben seiner Rolle in der Familie, unter den Freunden, seine Selbsterfahrung als jemand mit besonderen Fähigkeiten usw. Der Erwachsene definiert sich zusätzlich über seinen Beruf, seine Beziehungen, seine Bedeutung in der Gesellschaft, seinen Besitz. Das alles wird durch eine vorübergehende körperliche Krankheit oder einen entsprechenden Eingriff nicht grundsätzlich in Frage gestellt, und trotzdem kennen wir alle diese Einbrüche in unser Selbstwertgefühl, wenn unser Körper durch eine Krankheit bedroht ist. Je kleiner ein Kind ist, desto mehr empfindet es in Schmerz und Krankheit seine ganze Person wie vernichtet. Daß die Eltern es nicht schützen können vor solchen Gefahren, zerstört seinen Glauben an ihre Allmacht, vor allem an ihre Fähigkeit, es vor Unheil bewahren zu können. Diesen Glauben braucht es aber zum Überleben. Ich werde später, in einem anderen Zusammenhang, darauf zurückkommen, wie sehr die Genesung nach einem schweren Eingriff davon abhängt, wie weit ein Mensch solch positive Erfahrungen mit schützenden, starken Eltern gemacht hat, die in ihm weiterleben und die er mobilisieren kann, auch wenn die Eltern nicht mehr da sind. Ein kleines Kind kann einen solchen Hoffnungsbogen, der aus der Erfahrung kommt, daß alles wieder gut wird, nicht aufrechterhalten. Seine zarte Person zerbricht.

Was ist Mukoviszidose?

Die meisten meiner Patienten leiden unter einer chronischen, angeborenen Stoffwechselstörung, der Mukoviszidose – der im übrigen häufigsten chronischen Stoffwechselstörung. Der grundlegende Defekt bei Mukoviszidose ist eine minimale, aber folgenreiche Veränderung auf einem der Gene im Erbgut des Erkrankten. Dieser genetische Defekt führt zu einer anormalen Funktionsweise der exokrinen Drüsen. Das sind z. B. Drüsen, die Sekret bilden, wie die Flüssigkeit der Bauchspeicheldrüse oder die der Bronchialdrüsen, die dafür sorgen, daß die Lungenbläschen mit einem feinen Schleim umgeben sind, der sie elastisch hält und mit bestimmten Substanzen versorgt. Der Defekt der Drüsen besteht darin, daß der von ihnen produzierte Schleim zu fest ist und die Lungenbläschen verklebt. Mit der Zeit setzen sich Keime darin fest, die zur Zerstörung der Lunge führen. Die Krankheit ist bis jetzt unheilbar. In den 30er Jahren, in denen sie entdeckt wurde, verstarben 90% der Erkrankten innerhalb der ersten drei Jahre. Inzwischen ist durch die Verbesserung der Diagnostik, der Physiotherapie sowie der medizinischen Therapie mit Enzympräparaten und Antibiotika die Lebenserwartung der erkrankten Menschen sehr gestiegen. Trotzdem sterben immer wieder Kinder, Jugendliche und junge Erwachsene an ihren Folgen. In den meisten Fällen handelt es sich um ein langsames Ersticken infolge der Zerstörung der Lunge.

Ich gehe hier absichtlich nur auf die Folgen der Krankheit für Lunge und Herz ein, weil es diese Organe sind, die mittels einer Transplantation ausgewechselt werden können.

Im Dezember 1988 wurde in Hannover der erste Mukoviszidosepatient Herz-Lungen-transplantiert. Seitdem sind es 15 Patienten, die entweder eine neue Lunge oder Herz und Lunge bekommen haben. Viele von ihnen kannte ich über eine längere Zeit, d. h. über Jahre, da sie immer wieder für antibiotische Injektionen zu 14tägigen Aufenthalten in die Klinik kommen mußten. Das Thema Transplantation kam zu einem Zeitpunkt auf, zu dem ihre Lebensmöglichkeiten sich schon sehr eingeschränkt hatten. Oft war der Tag mehr oder weniger mit Anwendungen ausgefüllt, die dem bloßen Überleben dienten. Er begann mit Inhalieren von isotonischer Kochsalzlösung, um die Atemwege anzufeuchten und den Reinigungsvorgang zu unterstützen. Die Inhalation von Mukolytika diente der Strukturveränderung des flüssigen Schleimes. Bronchialmedikamente sollten helfen, die Bronchien zu erweitern, da die Bronchialmuskulatur oft verkrampft ist und die Atemluft nicht fließen läßt. Das bedeutet, daß das Erwachen mit Anstrengung und Angst verbunden ist. Nach dem Inhalieren folgt die autogene Drainage, eine Art Eigenarbeit des Patienten mit seiner Lunge, zu der eine genaue Wahrnehmung gehört. Die Atmung muß so vollzogen werden, daß die Luft unter den festgesetzten Schleim geatmet wird, um ihn nach oben zu transportieren und auszuhusten, ein Vorgang, der Konzentration und Disziplin erfordert. Aufgrund der Unterversorgung mit Sauerstoff wird das Essen oft zur Qual. Die normalsten körperlichen Vorgänge werden zur Arbeit und Anstrengung. Zusätzlich ist Sauerstoff notwendig. Zunächst reicht meistens eine Gabe über die Nacht, später kommen die Patienten auch tagsüber nicht ohne Sauerstoffzufuhr aus, d. h., sie sind wie über eine Nabelschnur an ihn gekettet. Wenn man das von außen sieht, scheint es einleuchtend, daß so ein Leben nicht mehr »lebenswert« erscheint, weil *wir* so nicht leben möchten. Wenn es etwas gibt, was diesen Zustand verändern kann, so sollte es in jedem Fall getan werden, so denken wir. Daß es auch anders sein könnte, zeigt das Beispiel einer Patientin.

Zusammenprall zweier Wertsysteme

»Sie fällen ein Urteil über mein Leben, haben sie mich denn gefragt?«

Sonja war eine 21jährige Patienten, sie saß meist leicht vornübergebeugt in ihrem Bett oder im Rollstuhl, bekam Tag und Nacht Sauerstoff und schob sich jeden Tag eine Sonde durch die Nase, um flüssige Astronautennahrung zu sich zu nehmen, denn das Kauen kostete sie zuviel Kraft. Mit den eben beschriebenen Tätigkeiten war der größte Teil des Tages ausgefüllt. In der Zwischenzeit las sie, beschäftigte sich besonders mit Mathematik und Physik oder mit Astronomie und auch mit Philosophie. Jeden Tag kam ihr Lehrer und diskutierte mit ihr, wenn es ihr Zustand zuließ, etwa eine Stunde. Beide hatten Freude daran. Mit mir malte sie und sprach über existentielle Fragen. Es kostete sie Kraft, alles brauchte Zeit. Immer wieder lehnte sie sich in ihre Kissen, schwer atmend, schweigend, während sie Bilder und Gedanken in sich auftauchen ließ, die sie dann, sich immer wieder unterbrechend, malte oder äußerte. Ihr zurückgekämmtes, in einem Zopf zusammengehaltenes Haar umrahmte ein schönes, sehr blasses Gesicht, und ihre ernsten, dunklen Augen schauten die Menschen lange, aber nicht festhaltend an. Sie hatte sich schon seit Jahren von den Gleichaltrigen entfernt. Das merkte sie voller Trauer. Irgendwann, als sie etwa 14 war, hatten sich die Klassenkameraden von ihr zurückgezogen und später die Freunde aus einer Jugendgruppe. Diese Gruppe, zu der sie gehört hatte, kümmerte sich um alte und kranke Menschen. Der Schmerz saß tief, daß ausgerechnet diese Freunde sich nicht mehr meldeten. Eine Weile, zwischen ihrem 16. und 18. Lebensjahr, war es rasant mit ihrem Gesundheitszustand bergab gegangen: Die Verlassenheit, die begrenzte Lebensperspektive und zugleich die Sehnsucht nach Teilnahme am Vergnügen der anderen und das Bedürfnis, zu lieben und wiedergeliebt zu werden, brachten sie in eine Krise. Einmal war sie in einen so schlimmen Zustand von Atemnot geraten, daß sie spürte, es ging um Leben und Tod. Sie wußte, ein augenblickliches Loslassen hätte ihr den Tod gebracht. Aber für sie ganz überraschend verbreitete sich in ihr, verbunden mit einem Bild, ein anderes Gefühl. Sie sah sich mit einem dicken Strick an die Gruppe der anderen gebunden, die sich von ihr fortbewegten. Da sie nicht folgen konnte, schnürte ihr der Strick, den sie um die Taille trug, die Luft ab. Sie drohte, in der Mitte auseinanderzubrechen oder zu ersticken. Mit letzter Kraft löste sie den Strick und empfand eine riesige Erleichterung. In Wirklichkeit war sie zusammengebrochen, war an dieser Stelle ins Koma verfallen. Aber als sie wieder zu sich kam, war sie verändert. Sie fühlte sich erleichtert. Der Druck war verschwunden. Sie war wieder voller Hoffnung. Was diese Hoffnung betraf, wußte sie selber nicht. Sie genoß es, im Bett zu liegen und in die Bäume zu schauen, sie freute sich über die Wolken, die am Himmel entlangfegten, wenn der Wind sie trieb. Sie ging mit ihnen, ohne sich selber zu bewegen, und fühlte sich frei und weit, wenn es ihr gelang, wieder etwas besser Luft zu bekommen. Sie genoß es, wenn ihre Mutter ihr half, wenn die Großmutter sie streichelte oder die wenigen Besuche der anderen und die Gespräche mit ihnen. Sie hatte wieder Lust zum Lesen, nur immer einige Seiten. Das bloße Dasein gefiel ihr. Ihr körperlicher Zustand war schlecht, aber sie pendelte sich auf diesem Niveau ein und blieb erstaunlicherweise stabil. Es war, als habe sie die Progression ihrer Krankheit aufhalten können. Sie hatte von der Möglichkeit, sich transplantieren zu lassen, gehört. Aber es war noch kein Thema für sie. Sie mochte ihr Leben so, wie es war.

Für die Ärzte war sie eine Kandidatin für die Transplantation. Ihnen zufolge wurde es sogar höchste Zeit, sie auf die Liste zu setzen. Ein junger Chirurg wurde zum Vorbereitungsgespräch zu ihr geschickt. Er eröffnete es mit den Worten: »Da ja Ihr Leben so, wie es ist, keine Qualität mehr aufweist ...« Sie war erschrocken, wie konnte er so etwas sagen? Er merkte es nicht, denn er mußte ihr ja erklären, um was es bei der Transplantation ging und wie das Prozedere verlaufen würde.

Ihr Schweigen verunsicherte ihn. Er machte ihr anhand der Röntgenbilder klar, daß »ihre Lunge nichts mehr wert« sei. Sie zuckte zusammen. Es war nicht so, als hätte sie nicht gewußt, in welchem Zustand sie war. Sie kannte ihre Lunge wie eine innere Landkarte durch die tägliche autogene Drainage, die sie machte. Sie pflegte sie, kämpfte mit ihr, überlistete sie und liebte sie, wenn sie ihr ein paar wohltuende Atemzüge gewährte.

Der junge Chirurg konnte nicht wissen, wie intensiv sie im Dialog mit diesem Organ war und wie sehr gerade es ihre Identität bestimmte. Als er scherzhaft salopp sagte: »... und das Herz, na ja, ist auch Schrott, machen wir alles neu«, war sie fassungslos. Ihr Herz, das inzwischen zu groß und zu überlastet war, hatte einen Teil der Sauerstoffzufuhr übernommen, indem es das Blut schneller durch den Körper pumpte, um es über die Haut mit Sauerstoff anzureichern. Sein immer kräftiger werdendes Pumpen war Ausdruck ihres Lebenswillens. Sie fühlte sich mit der Entwertung ihrer Organe als Person entwertet. Das Urteil über das ihr kostbare Leben traf sie tief. Überrumpelt wagte sie nicht zu widersprechen. Sie war unsicher geworden, ob sie sich vielleicht etwas vorgemacht hatte. Mit den Augen der anderen gesehen, schien es so einleuchtend, was der Chirurg gesagt hatte.

Ihre Mutter setzte große Hoffnungen auf die Transplantation. Konnte sie es ihr, die so viel für sie getan

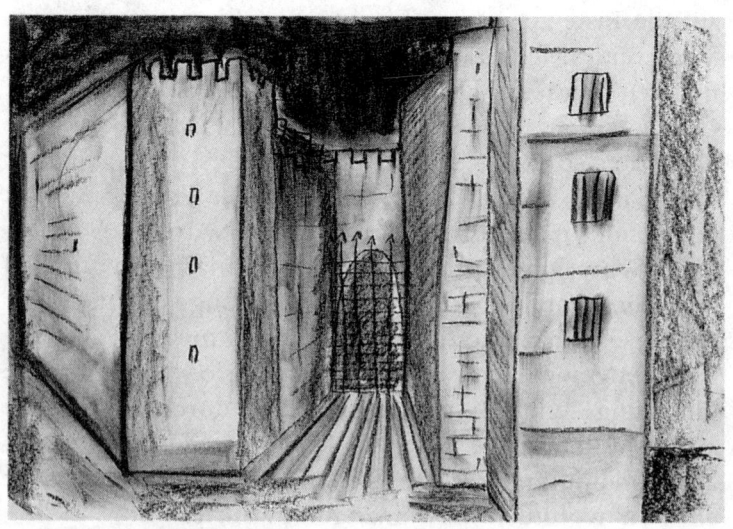

hatte, antun, »nein« zu sagen? – Die junge Frau ließ sich auf die Liste setzen, ließ alle Voruntersuchungen über sich ergehen. Als ich sie etwas zeichnen ließ, malte sie mit Kohle eine dunkle Festung, um die sich ein Wassergraben zieht. Die Zugbrücke ist hochgezogen, ein wehrhaftes Gitter schützt den Eingang. Die Mauern sind kalt und abweisend. Verbarg sie dahinter ihr »kostbares Leben«?

Sie starb unvermutet wenige Wochen später. Wenn ich kam, war sie nicht mehr ernst und gelassen. Sie war hin- und hergerissen, geängstigt schien sie bei jedem Hubschrauber auf die neuen Organe zu warten.

Wartete sie wirklich, oder versuchte sie, ihnen zu entgehen? Es kam mir vor, als seien die vielen Abwertungen ihres Lebens, die sie zur Seite geschoben hatte, mit dieser letzten noch einmal wieder beschworen worden. Starb sie an Entwertung, oder starb sie, um sich zu retten? Ich weiß es nicht.

Der Kulturphilosoph Günter Anders drückt das in seinem Buch: »Die Antiquiertheit des Menschen« so aus: »Was uns heute im Gegensatz zu Faust aufregen müßte, ist jedenfalls nicht, daß wir nicht allmächtig sind oder allwissend, sondern umgekehrt, daß wir im Vergleich zu dem, was wir wissen und herstellen können, zu wenig vorstellen und zu wenig fühlen können. Daß wir fühlend kleiner sind als wir selbst.«[6] In der Medizin, die vor allem auf Intelligenz setzt, muß der Mensch immer unbedeutender werden. Ein tiefes, alles umfassendes, diffuses Gefühl der Scham über die Unvollkommenheit des Menschen oder die hybride Identifikation mit der Medizintechnik scheint das Grundgefühl des modernen Mediziners zu prägen.

Diese Überbewertung der Technik geht auch auf die Patienten über. Einerseits überträgt sich etwas von der

Bedeutung, die die Behandler dem Computer beimessen, auf der anderen Seite kommt das ärztliche Verhalten dem Bedürfnis der tief verunsicherten Kranken entgegen, ihre Hoffnung auf etwas zu projizieren, was zuverlässig und mit ungewöhnlichen Fähigkeiten versehen ist.

Wir gehören zu einem Gefüge, dessen widersprüchliche Tendenzen den einzelnen oft zu zerreißen drohen

Einige Jahre bin ich davon ausgegangen, daß High-Tech-Medizin und Psychotherapie sich ergänzen könnten. Immer mehr stellt sich mir aber die bange Frage: Haben beide Disziplinen nicht so unversöhnlich unterschiedliche Menschenbilder, daß sie sich nicht ergänzend, sondern zerstörend gegenüberstehen?

Während die Arbeit des Mediziners geprägt ist von Distanz zum Patienten – von Interesse ist nicht so sehr der kranke Mensch als vielmehr das Krankheitsbild –, ist meine Arbeit geprägt von Nähe. Muß der Mediziner Abstand nehmen von den Gefühlen seines Patienten, um einen klaren Kopf zu behalten, so kann ich nur arbeiten, wenn ich auch bereit bin, mitzufühlen, und das heißt auch mitzuleiden. Vielleicht gibt es eine Regel, die beide, der Mediziner und der Psychotherapeut, gemeinsam beachten müssen, zu ihrem und der Patienten Wohl: *Sich nicht verwickeln lassen.* Die Folgen dieser Regel haben unterschiedliche Konsequenzen.

Um einen Menschen zu verstehen, braucht man mehr als sechs Sinne

Während es für den Arzt möglich ist, kontinuierlich Abstand zu halten und trotzdem weiter zu arbeiten, ist das für mich als Psychotherapeutin nicht möglich. Ich brauche alle meine Sinne, um mein Gegenüber wahrzunehmen. Das bedeutet: seine Wahrheit zu erfassen! Es genügen nicht die Ohren, um zu hören, was er sagt. Mein Kreislauf, mein Atem, meine Körpertemperatur antworten auf das, was ich höre. Ich erinnere mich an eine Patientin, deren Eltern der Tochter zu deren »Wohl« ständig in alles hineingeredet hatten. Sie hatten schon, als sie noch ein kleines Kind war, stundenlang mit ihr diskutiert. Ihre Lebensphilosophie war tief geprägt von der Sicht ihrer Eltern. Als sie in der Pubertät andere Seiten in sich entdeckte, die sie auch äußerte, diskutierten ihre Eltern noch heftiger mit ihr. Es gelang ihnen immer, sie zu überzeugen. Während in meiner Patientin die anderen, ihr selber fremden Gefühle wuchsen, ließen sich diese Gefühle offenbar durch rationale Überzeugungen nicht mehr beschwichtigen. Sie wurde schizophren. Im ersten Jahr ihrer Behandlung sprach sie ununterbrochen. Ich durfte nichts dazu sagen, nicht einmal zustimmend nikken. Sie mußte unbedingt den ganzen Raum zwischen uns mit ihren Worten füllen. Es kam ihr dabei nicht auf den Inhalt an, sondern nur auf die Töne. Sie mußte sozusagen »den Ton angeben«, was sie nie gedurft hatte. Ich konnte zwar meine Worte zurückhalten, aber was ich zu Anfang nicht merkte, war, daß mein Atem sich veränderte und mit ihren Gefühlen korrespondierte.

Das wurde mir bewußt, als sie das erste Mal wütend sagte: »Hören Sie auf zu atmen!« Ich hatte keineswegs laut geatmet, aber sie hatte es gehört, und für sie war alles, was von meiner Existenz mit ihrer korrespondierte, bedrohlich und eindringend.

War es für diese junge Frau sehr wichtig, daß ich ihre Worte nicht inhaltlich beantwortete, sondern als Raumnehmen begriff, kann es in einem anderen Fall sehr wichtig sein, auf den Inhalt zu hören. Dabei kann ein und derselbe Satz Unterschiedliches bedeuten. Ich möchte eine Aussage anführen, die ich immer wieder einmal von meinen Jugendlichen in der Klinik höre: »Ich will nicht!«

Danach kommt Schweigen. Das kann heißen:

– »Ich will im Augenblick nicht, kommen Sie später wieder!«

– »Ich will nicht mehr, ich habe keinen Mut mehr!«

– »Ich bin wütend, fühle mich nicht verstanden, ich muß irgendwo mal die Wut rauslassen. Sie sollen abhauen, weil ich auch einfach mal keine Zeit habe, wie die Behandler.«

– »Ich bin niedergeschlagen, deshalb sage ich, ›ich will nicht‹, ich fühle mich nicht wohl, bitte helfen Sie mir! Bleiben Sie, fragen Sie!«

– »Ich will, daß man akzeptiert, was ich sage, auch wenn es unangenehm ist!«

– »Ich will ganz speziell mit Ihnen nichts zu tun haben.«

Eine meiner ersten Patientinnen war ein 13jähriges, schwerkrankes Mädchen, das sich ganz in sich zurückgezogen hatte. Ihr Arzt hatte mich angesprochen, weil sie so depressiv war und keinen Kontakt mehr aufnehmen wollte. So befand ich mich, von ihr ungerufen, in ihrem Krankenzimmer. Ich hatte ein schlechtes Gewissen, dort einfach so eingedrungen zu sein.

Sie hatte die Decke bis über die Nase hochgezogen und schaute mich abweisend mit ihren dunklen Augen an. Das schien ein klares »Nein«. Ich wollte mich schon entschuldigen und gehen, aber mir kam ein Bild, das mich bewegte zu bleiben. Ich sah uns beide jeweils am entgegengesetzten Ende einer sehr langen Brücke.

In großer Entfernung sah ich Marcia mir ihre Arme entgegenstrecken. So stand ich eine Weile an ihrem Bett, sah sie unter ihrer Decke versteckt, die abweisenden Augen wie ein Vorposten, der aufpaßt, daß keiner eindringt. Und zugleich sah ich das Bild von der Brücke, auf dem sie mir die Arme entgegenhielt. Als dieses Bild stärker in mir wurde, streckte ich ihr vorsichtig meine Hand entgegen. Zuerst kam etwas Verwundertes in ihre Augen, aber es dauerte noch eine ganze Weile, bis ihre Hand unter der Decke hervorkam und sich unsicher in meine legte.

Viel später sagte sie mir: »Ich habe die ganze Zeit gedacht, hoffentlich nimmt sie ihre Hand nicht wieder zurück, hoffentlich geht sie nicht raus!« Hätte ich nur ihre Worte gehört: »Ich will nicht!« und ihre Gebärde, die ausdrückte: »Bleib' mir vom Leib« – denn natürlich hatte sie tausend berechtigte Gründe, beide Sätze nach einer langen, leidvollen Krankheitsgeschichte zu sagen –, wären wir vielleicht nie in Kontakt gekommen. Aber ein wie auch immer zurückgedrängter, vermutlich vielfach enttäuschter Kontaktwunsch hatte vielleicht dieses Bild in mir entstehen lassen, auf das ich dann mit einer korrespondierenden Geste antworten konnte, auf die wiederum sie reagierte.

Jede einzelne Lebenswirklichkeit gleicht einem komplizierten Netzwerk. Wenn wir sie wahrnehmen wollen, müssen wir uns bewußtmachen, daß sie nicht nur auf einer Ebene, sondern auf vielen Ebenen stattfindet.

Ich selbst bin auch ein Teil des Selbstverständnisses der Pädiatrie, die darum weiß, daß die psychische Seite der Patienten eine Rolle spielt und auf Gesundheit oder Krankheit einwirkt. Bestimmte Erwartungen werden an mich gestellt. So werde ich zum Beispiel auch angesprochen, wenn Patienten die Behandlung ablehnen, ihre Medikamente nicht nehmen, kurz überall da, wo Patienten sich den Vorstellungen der Behandler widersetzen. Die stille, selbstverständliche Erwartung ist dann, daß ich die Non-compliance auflöse und den Patienten einsichtig mache. Das kann in manchen Fällen sinnvoll sein. Es bedeutet aber vor allem, daß ich die Motive der Patienten und die Hintergründe, vor denen dieses Verhalten entstanden ist, verstehe. So kann es sehr wichtig sein, den Kranken dabei zu helfen, sich deutlich zu artikulieren und die Behandler zu überzeugen. Dies wird jedoch weniger von mir erwartet.

Als Psychotherapeutin in einer Klinik bin ich nicht nur ein Mensch mit einer bestimmten Geschichte, der mit einem anderen Menschen und seiner Geschichte in Kontakt tritt. Ich bin auch ein Rädchen im Getriebe des Krankenhauses, profitiere vom Ansehen meines Standes oder bin mit Vorurteilen diesem gegenüber konfrontiert. Ich gehöre zu einem Ort, wo Menschen viel Qual zugemutet wird, an den sie oft nicht mehr gern denken, wenn sie ihn verlassen haben, weil ihnen Schmerz zugefügt werden mußte, an dem ihre Identität unter Forschungsinteressen verlorenging oder an dem ihnen geholfen wurde; ich bin ein Teil davon. Mit dem von mir vertretenen Menschenbild gebe ich Hoffnung oder rufe Angst hervor. Und ich bin jemand, der auch im Familiengefüge seinen Platz einnimmt und Projektionen auf sich zieht.

Es gibt viele Ebenen der Beziehung, die alle wichtig sind

Es gibt die Ebene des Handelns, wenn ich mit einem Kind spiele, wenn ich kleine Handreichungen mache, auf die es angewiesen ist, es im Rollstuhl fahre oder mit ihm zusammen male.

Es gibt die Ebene des Verstehens im kognitiven Bereich, da, wo mir etwas mitgeteilt wird oder wo wir über etwas nachdenken oder diskutieren.

Es gibt die Ebene des Fühlens, des Mitschwingens, des Mitleidens. Dabei spielen die gemeinsamen Bilder eine besondere Rolle, aber auch die Erfahrungen, die unser Leben prägen.

Und es gibt manchmal eine Ebene der über alles hinausgehenden Ahnungen, wenn es um Sinnfragen geht, um Tod und Transzendenz.

Alle verschiedenen Ebenen und Beziehungsstrukturen gehen ineinander über, sie sind fließend. Um die Inhalte zu begreifen, muß ich in sie eintauchen, mich ihnen überlassen und doch immer wieder auftauchen, um zu wissen, wo wir uns befinden und was geschieht. Die Begegnungen mit den Schicksalen meiner Patienten lösen auch in mir Fragen aus, oft werden sie zu meinen, die mich manchmal weit über die Zeit in der Klinik hinaus beschäftigen.

Es ist wichtig für mich zu erkennen, wo ich loslassen muß. Weil es nicht darum gehen kann, das Problem eines anderen Menschen zu lösen. Und wo es um meine eigenen Fragen geht, denen ich mich, ausgelöst durch das Schicksal meiner Patienten, stellen muß. Ich kann mich bewußt bereit erklären, ein Stück ihres Leidens mitzutragen, im Sinne von »geteiltes Leid ist halbes Leid«. Denn das Leben ist nicht dazu da, dem Leid auszuweichen. In dem Maße, wie ich das Leid akzeptiere, werde ich frei von der Opferrolle und kann die Erfahrungen machen, die nur im Leid möglich sind. Wofür wir im Leben verantwortlich sind und wofür nicht, ist eines der größten Probleme der menschlichen Existenz.

Was mich in besonderer Weise interessiert, ist das, was ein Mensch kann, d. h. sind die Fähigkeiten, die er entwickelt, wenn sich die gewohnten Möglichkeiten immer mehr einschränken. Er kann sie nur entwickeln mit sehr viel Disziplin. Wenn wir unseren Patienten helfen, diszipliniert zu sein, zeigen wir ihnen, wie man leidet, aber auch wie man wächst. Selbstdisziplin ist sorgfältiger

Umgang mit der eigenen Person. Gerade wenn nur noch so wenig Kraft und Zeit übrigbleibt, wie bei unseren schwerkranken Patienten, ist es von Bedeutung, sie nicht zu verschwenden. Wer seine Zeit für wertvoll hält, hält auch sich selber für wertvoll.

Die Bedeutung einer freien Entscheidungsfindung

Eine wirkliche Entscheidung können wir nur aus innerer Freiheit heraus treffen, aber die Frage ist: Wie frei sind wir eigentlich? Haben Eltern die Freiheit, eine Möglichkeit abzulehnen, die ihrem Kind das Leben retten könnte? Und haben Ärzte die Freiheit, etwas zu unterlassen, wozu sie technisch in der Lage sind?

»Im allgemeinen bedeutet Besitz einer Fähigkeit oder Macht noch nicht ihren Gebrauch. Sie kann beliebig lange ruhen, gebrauchsbereit, um bei Gelegenheit und Wunsch und nach Ermessen des Subjekts in Tätigkeit zu treten.«[7]

Wenn wir die Fähigkeit besitzen zu sprechen, so heißt das nicht, daß wir nicht auch schweigen können. Wenn wir starke Muskeln haben, heißt das nicht, daß wir in jeder Beziehung ringen müssen, um sie unter Beweis zu stellen.

Aber wenn wir schwimmen können und jemand vor unseren Augen zu ertrinken droht und wir ihn retten könnten, sind wir dazu verpflichtet? Und wenn es sich um einen Selbstmörder handelt, haben wir dann die Pflicht, ihn zu retten, oder haben wir das Recht? – Leben ist für uns das höchste Gut, das es in jedem Fall zu erhalten gilt. Aber jeder hat »sein« Leben, und wer hat dann das Recht, darüber zu bestimmen? Allzu leicht deuten wir die Entscheidung von Patienten gegen die Verlängerung ihres Lebens als einen aus einer Krise oder aus Unfreiheit heraus getroffenen Entschluß. Denn eine Entscheidung gegen eine Lebensverlängerung können wir nicht akzeptieren. Und die Ärzte, sind sie nicht eingespannt in Forschungsverpflichtungen und Erfolgsstatistik? Und brauchen sie die Patienten, neben allen Bedürfnissen, ihnen zu helfen und zu heilen, nicht oft auch als Versuchskaninchen und als Ziffer in ihrer Erfolgsstatistik?

Das wird sich nicht verhindern lassen, aber wichtig scheint mir gerade in bezug auf eine »freie« Entscheidung die Offenheit, was die gegenseitige Verflechtung der Interessen betrifft.

Wenn ein Patient mit den herkömmlichen Mitteln von seinem Arzt nicht mehr geheilt werden kann, dieser aber eine neue Methode probieren möchte, für den Versuch einen mutigen Patienten braucht und das offenlegt, so können Arzt und Patient ein ehrliches Abkommen treffen, in dem beide an einem hohen Risiko, aber auch an einer ungewöhnlichen Chance partizipieren. Beide leisten bewußt einen hohen Einsatz im gegenseitigen Vertrauen zueinander und begegnen sich bei Erfolg mit der entsprechenden gegenseitigen Achtung und Dankbarkeit.

Und die Psychotherapeuten, sind sie frei? Sie sind vielleicht in besonderer Weise in Gefahr, zu Handlangern zu werden, die irgendwelchen Interessen Vorschub leisten oder als Feuerwehr fungieren sollen, wenn das Kind in den Brunnen gefallen ist. Vor einigen Tagen kam die Mutter einer Patientin zu mir. Ihre Tochter rang seit einiger Zeit darum, ob sie sich transplantieren lassen sollte oder nicht, weil sie hoffte, ihr Zustand könne sich noch einmal verbessern. Die Mutter hatte von einer anderen

Patientin gehört, die im Alter ihrer Tochter gestorben war, weil sie ihren Gesundheitszustand viel besser eingeschätzt hatte, als er wirklich gewesen war. Hinter dem Druck auf die Tochter stand also bei der Mutter eine nicht unberechtigte Sorge. Aus der Erfahrung heraus, daß die Patienten sich erst dann entschließen, sich auf die Liste setzen zu lassen, wenn ihre Lage hoffnungslos wird – was ihre Chancen verschlechtert –, fanden auch die Chirurgen etwas Druck empfehlenswert. Mir ist klar, daß mein Ansehen bei Angehörigen und Ärzten nicht wächst, wenn ich versuche, den Patienten den Raum zu schaffen, einen Gedankenspielraum, in dem ihre ganze Ambivalenz manchmal erst richtig aufblüht. Oft sieht es so aus, als schaffe ich damit eine Situation, in der sich der oder die Kranke wie ein Esel zwischen Heubündeln fühlt. Dieses Bild hat mich durchaus beunruhigt, gerade wenn ich das stündliche, tägliche, ja manchmal monatelange Hin- und Herpendeln erlebe, das dieses Bild zu rechtfertigen scheint. Aber ein Mensch ist eben kein Esel, und irgendwann trifft er seine Entscheidung. Dann kann er mit der ihm zur Verfügung stehenden Kraft dahinterstehen und daran wachsen.

Freiheit ist nie etwas grundsätzlich Gegebenes, sie ist immer relativ und muß für jeden Augenblick neu errungen werden. Wenn ich meinen Patienten ein Stück Freiheit für ihre Entscheidung ermöglichen möchte, muß ich zunächst meine eigene in Anspruch nehmen. Das kann ich nur, indem ich mir bewußtmache, in welcher Form ich selber in die Interessen anderer eingebunden bin.

Eine absolut freie Entscheidung gibt es nicht, denn wir leben ja in Beziehungen, die uns nicht nur einengen, sondern auch wichtig und teuer sind. Vielleicht besteht unsere Freiheit darin, daß wir andere in Liebe in unsere Entscheidungen miteinbeziehen können. Alles, was wir lieben, gehört zu uns, weil der liebende Mensch seine Grenzen öffnet und den anderen mit hineinnimmt. Der andere, der auf solche Weise miteinbezogen ist, ist kein Fremdling und entfremdet deshalb nicht. Nur da, wo die wie auch immer verständlichen, aber egoistischen Interessen des anderen keinen Raum mehr lassen für eigene, vielleicht konträre Bedürfnisse, wird die Entscheidung unfrei.

Jeder Mensch hat seine spezielle Art, Entscheidungen zu treffen. Manchem ist plötzlich etwas klar, ohne daß er zuvor lange darüber nachgedacht hat. In unbewußten Prozessen hat sich etwas in der Tiefe geklärt und liegt dann fertig vor. Anderen ist es wichtig, viele Informationen einzuholen und ein Resümee daraus zu ziehen. Es gibt Menschen, die wie ein schwankendes Rohr wirken, das sich schließlich einpendelt, und es gibt welche, die das beunruhigende Hin und Her nicht aushalten und anderen die Entscheidung überlassen. Man kann so lange warten, bis die Entscheidung sich von selber ergibt, oder sich ihr in kleinen oder großen Schritten nähern. Die Möglichkeiten zur Entscheidungsfindung sind so unterschiedlich wie die Menschen selbst oder auch so ähnlich, wie sich einige sind.

Ich möchte einige Entscheidungssätze von Patienten zitieren:

»Ich habe mich entschlossen, mich transplantieren zu lassen, helfen Sie mir weiter«, so kam mein erster Patient zu mir, den ich auf seinem Weg zur Transplantation begleitete.

»Was bleibt mir anderes übrig, ich habe keine andere Chance«, sagte eine junge Frau aufgeregt.

»Ich glaube, ich will nicht«, sagte ein junger Mann nach wochenlangem Abwägen, »aber wenn ich mich jetzt dagegen entscheide, bin ich dann nicht selber schuld an meinem Tod, und werden sie mich dann nicht links liegen lassen?«

»Da muß ja eine andere für mich sterben«, sagte eine 15jährige tief betroffen, »ich will das nicht, ich kann nicht mit dem Organ einer Toten leben, ich möchte lieber sterben.« Diese Worte waren ihre endgültige Entscheidung dagegen.

»O. k.«, sagte eine 19jährige junge Frau, »machen Sie alle Untersuchungen, wie könnte ich meiner Mutter antun, nicht alles zu machen, um zu überleben!« Sie starb drei Wochen später.

»Ich habe Angst, aber das ›Ja‹ wächst in mir«, sagte ein 18jähriger, nachdem er viele Erkundungen eingezogen hatte. »Ich will nichts überstürzen, aber ich merke, es wird Zeit.«

»Bitte verachten Sie mich nicht, haben Sie Geduld und Vertrauen zu mir. Irgendwann werde ich wissen, was ich will, noch denke ich jede Stunde etwas anderes. Das ist so qualvoll, daß ich Sie am liebsten bitten würde: Überreden Sie mich zu etwas! Aber ich weiß, das wäre keine Lösung. Ich bitte Sie um Raum und Zeit«, sagte eine 24jährige Frau, deren Zustand sehr kritisch war.

Die Entscheidungsfindung ist die Basis; sie ist sehr wichtig. Von ihr hängt der weitere Verlauf ab. Oft braucht sie viel Zeit. Aber wenn es um Leben und Tod geht und die Gefahr besteht, daß sie vielleicht zu spät getroffen wird, müssen wir dann nicht drängen? Nein, das Recht haben wir nicht!

Wir haben die Pflicht, gewissenhaft zu informieren und offen zu sein, weil sonst keine echte Entscheidungsfindung möglich ist, aber mehr können wir nicht tun.

Bei den chronisch kranken Patienten scheint es ein Problem zu sein, daß sie wegen der sukzessiven, schleichenden Verschlechterung ihres Zustandes, an die sich der Körper und die Seele des Kranken immer wieder neu anpassen, die Bedrohtheit ihres Zustandes scheinbar nicht richtig einzuschätzen wissen. Trotzdem bin ich überzeugt, daß jeder Schwerkranke weiß, wann der Zeitpunkt der Entscheidung gekommen ist. Daß es vorkommt, daß Patienten in der Zeit der Entscheidungsfindung versterben, muß nicht heißen, daß sie keinen Entschluß gefaßt haben, sondern kann auch heißen, daß ihr Tod eine Antwort, ihr »Ja« zum Sterben ist.

Wir hatten ein 16jähriges Mädchen auf der Station. Sie hatte es schwer, einer Transplantation zuzustimmen. Ihre Mutter verließ das Zimmer Tag und Nacht nicht. Sie redete ihrer Tochter zu, durchzuhalten. Die junge Patientin hatte schließlich ihren Namen auf die Transplantationsliste setzen lassen. Ihr Zustand war lebensbedrohlich. Sie lebte unter großen Qualen. Ich hatte immer das Gefühl, daß sie sterben würde, wenn ihre Mutter sie einen Tag verließe. Wir alle hatten eigentlich keine Hoffnung für sie. Eines Tages kam ein Organangebot. Sie wurde auf die Transplantation vorbereitet. Der Arzt bat die Mutter, das Zimmer zu verlassen. Stolz meinte die Mutter, alle könnten doch nun sehen, wie wichtig ihr Ausharren bei ihrem Kind gewesen sei. Sie habe immer gewußt, daß ein Organ kommen würde. In der letzten Zeit habe sie ihrer Tochter Tag und Nacht zugeredet, durchzuhalten. Es habe sich gelohnt. Was wir beide in diesem Moment nicht wußten, war, daß ihre Tochter fünf Minuten, nachdem sie gegangen war, sterben würde. Es war, als habe sie die erste Gelegenheit genutzt, um sich davonzumachen.

Die Patientin wurde reanimiert und transplantiert. Denn alle Vorbereitungen für die Transplantation waren bereits getroffen. Sie kam nie wieder zu Bewußtsein. Ich möchte das als eine tiefe Entscheidung werten, die sie erst richtig zu vollziehen wußte, als ihre um sie kämpfende Mutter, die alles für sie getan hatte, nicht bei ihr war.

Mein erster Patient, dem die Herz–Lungen–Transplantation angeboten wurde, hatte für sich ein eindeutiges »Ja« gesagt.

Ich habe nie mit ihm herausfinden können, wie es eigentlich entstanden war. Es war da, nie war er ambivalent gewesen. Das waren offenbar Prozesse in der Tiefe, die ihn so schnell und überzeugend dazu gebracht hatten. Das hieß nicht, daß wir nicht noch viele Dinge erarbeiten konnten.

Die 15jährige Aileen hingegen hatte sich Monate im voraus auf das Sterben eingerichtet. Sie hatte ihre Verzweiflung und Wut gelebt, aber auch ihre Trauer darüber, daß sie zeitlebens auf so vieles hatte verzichten müssen. Dann hatte sie angefangen, die Möglichkeiten, die ihr eingeschränktes Leben ihr ließen, bewußt zu genießen. »Schau' doch wieder herein«, sagte sie, »vielleicht haben wir Glück und können in den Minuten, in denen ich besser Luft bekomme, gemeinsam etwas tun, malen oder miteinander reden.« Ich hatte oft dieses Glück. Die Gespräche mit ihr, die am Ende ihrer 15 Jahre weiter war als ich, waren für mich sehr bewegend. Mit letzter Energie, aber auch mit großer Freude malte sie Bilder, die ihrem Inneren Ausdruck gaben und ihr Entscheidungshilfen waren. Als ihr mitten auf ihrem Sterbeweg die Transplantation angeboten wurde, war sie kurzfristig irritiert. Sie malte Bilder, von denen sie zunächst nicht genau wußte, wie sie zusammengehörten. Das erste zeigt ein 15jähriges Mädchen, das allein seinen Geburtstag feiert, mit Girlanden, Kerzen und vielen Geschenken.

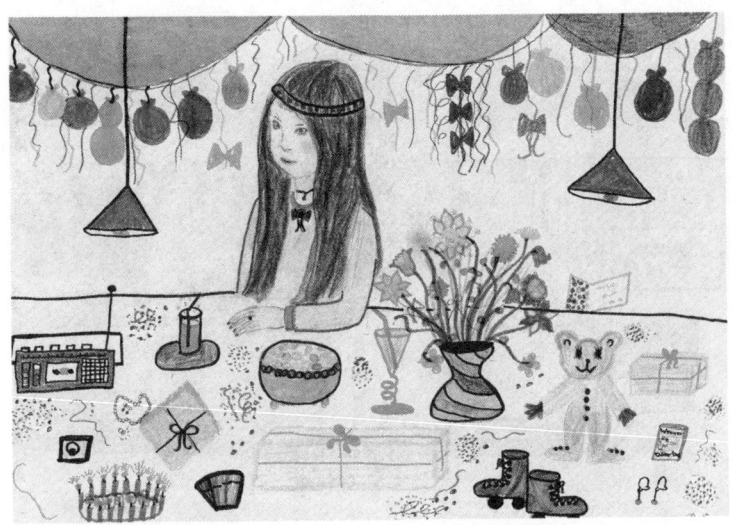

Dann folgten Bilder, die die notwendigen Untersuchungen darstellten: EEG, EKG, Situationen auf der Intensivstation und im OP.

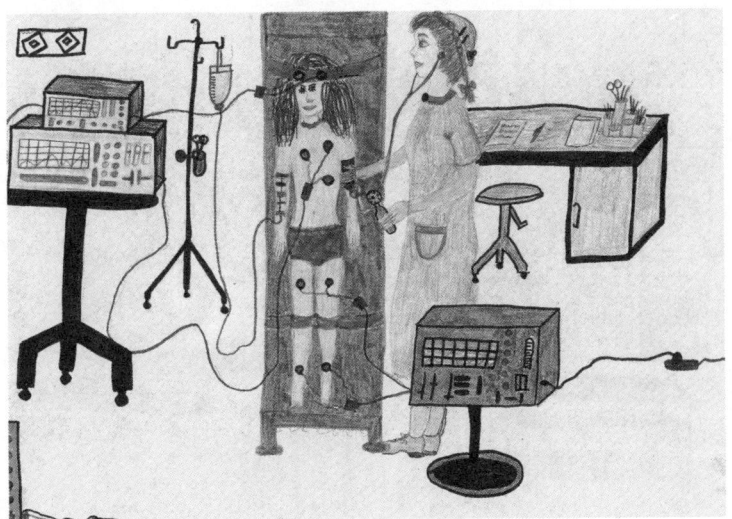

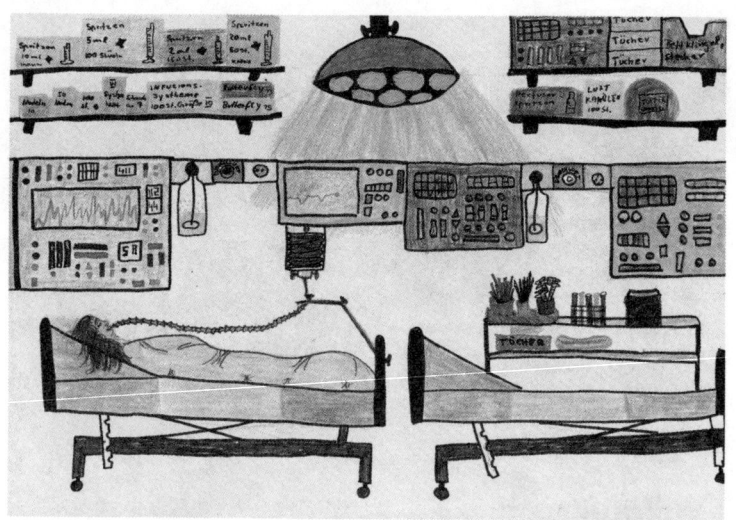

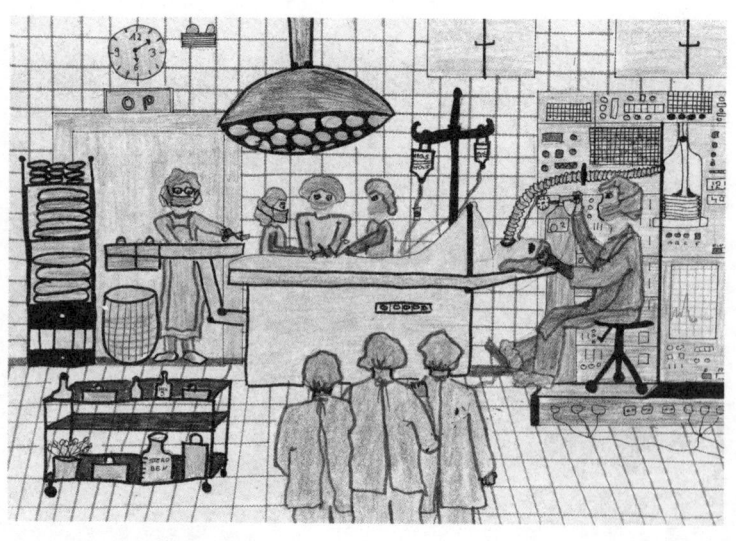

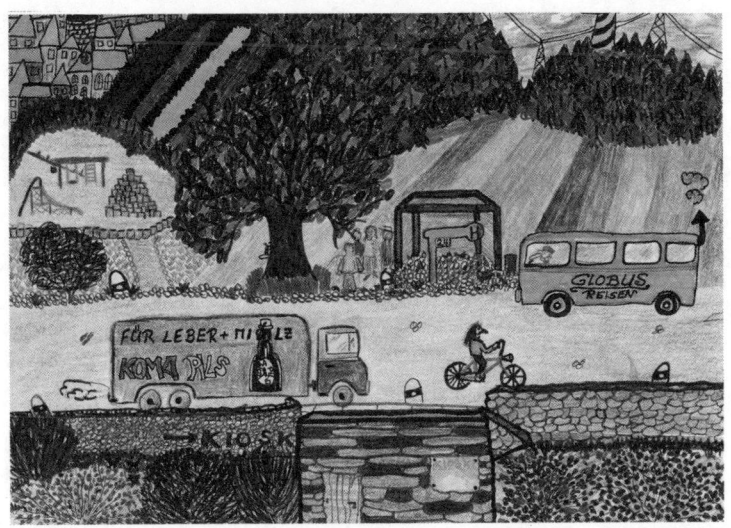

Den Abschluß der Reihe bildete ein lustig buntes Bild in einer bergigen Landschaft mit ihrer Lieblingscomicfigur: Werner. Sie sagte dazu: »Das ist seine Welt, da ist alles bunt, schön und komisch und nicht mehr traurig. Hier in unserer Welt lachen alle über ihn. Für uns ist er häßlich und anders als wir, ein Sonderling, ein Fremder. In seiner bunten Paradieswelt muß er sich nicht schämen. Da ist er ganz in Ordnung, da ist er schön und glücklich. Ich will da hin, wo es auch für mich so ist.«

Zwischendurch malte sie ein Bild, das sie irritierte und das sie immer wieder aussortierte, weil sie es nicht einzuordnen wußte. Es war ein Unfallbild: Ein Arzt oder Pfleger trägt ein auf der Straße angefahrenes Mädchen in den Krankenwagen. Eines Tages hielt sie sich entsetzt die Hände vors Gesicht. »Die ist ja tot!« sagte sie schluchzend. »Ich will nicht, daß jemand für mich sterben muß, ich will sterben!« Aileen hatte schon viele Abschiede genommen. Das Angebot, sich auf die Liste setzen zu las-

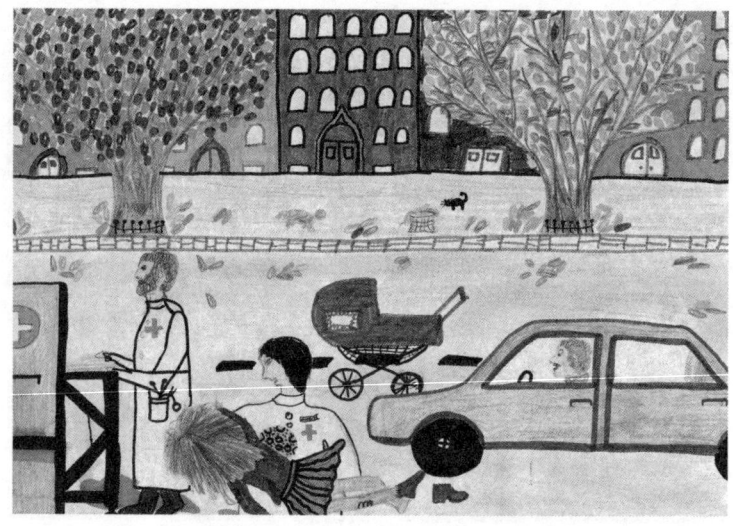

sen, hatte sie verunsichert. Sie ließ sich nicht weismachen, daß der Tod der Spenderin nichts mit ihr zu tun habe. Für sie war das Unfallbild der letzte Anlaß für ihre Entscheidung zu sterben. Ihr Tod war sehr bewegend. Sie hatte ihn nicht bejaht, weil sie resigniert war, sondern sie hatte die Freiheit errungen, »ja« zu ihm zu sagen. Er war ihre Alternative, die sie gewählt hatte.

Es macht etwas aus, ob man »ja« zur Transplantation sagt, weil man die Angehörigen nicht enttäuschen möchte, oder weil man Angst hat, die anderen würden sich von einem abwenden, weil man ein so großes Angebot abgelehnt hat, oder weil es andere Patienten ja auch gewagt haben usw., oder ob man sagt: »Wie schwer es auch immer sein mag, ich möchte die Chance haben, noch eine Weile zu leben. Es gibt Dinge, die ich mir dringend wünsche. Ich setze auf Hoffnung.« Das, was eine Transplantation einem Patienten abverlangt, kann viel sein. Die Qualen sind dann durchzustehen, wenn dahinter ein Ziel steht, für das es sich lohnt, und nicht Wünsche und Vorstellungen anderer. Deshalb braucht jeder Mensch, der vor so einer existentiellen Entscheidung steht, Raum und Zeit, um in Ruhe zu einem Entschluß zu kommen. Er muß das Recht haben, immer wieder Bedenken anzumelden, erneut Informationen zu erfragen oder sogar viele Male dieselben Fragen zu stellen und scheinbar dieselben Antworten zu bekommen. Oft klingt alles, was der Arzt sagt, sehr einfach und vernünftig. Er sagt es vielleicht auch klar und verständlich genug, und der Fragende ist nicht dumm. Aber während der Arzt z. B. erklärt, wie er das Organ explantiert und das neue implantiert wird, ist die Aufmerksamkeit des Patienten vielleicht gebunden durch ganz andere Dinge, die ihn in diesem Zusammenhang auch beschäftigen, ohne daß es ihm ganz bewußt sein mag.

Der junge Mann, den ich im Anfang zitierte, der unter seiner Ambivalenz litt und mich am liebsten gebeten hätte, für ihn zu entscheiden, ist einer von vielen oft hochsensiblen Menschen, die uns verführen könnten, der Qual ein Ende zu setzen, weil wir den offenen oder manchmal unbewußten Appell an uns spüren oder weil wir die Situation nicht länger aushalten.

Was bedeutet Heilen?

Das Ritual des »Mountain Chant« und das Ritual der Transplantation

Noch einmal möchte ich zwei Bilder einander gegenüberstellen.

Das erste: In der Mitte eines großen Bildes aus farbigem Sand, etwa 15 Fuß im Durchmesser, sitzt ein Mann.

Um ihn herum tanzen die Angehörigen seines Clans einen rituellen Tanz. Einige singen und trommeln. Ein alter Mann ohne Füße sitzt ihm am Rand des Bildes gegenüber. Er leitet das Ritual, er ist der Heiler. Auf dem Bild aus farbigem Sand sind, von einem gezackten Kreuz in der Mitte ausgehend, nach jeder Himmelsrichtung jeweils zwei Götterpaare dargestellt. Es sind Naturgottheiten. Die Männer tragen eine Klapper, die Frauen Körbe. Jeder Gottheit fällt auf der linken Seite das Haar in einer langen Strähne herunter. In der Diagonale wachsen die vier wichtigsten Naturpflanzen der Navahos – um solche handelt es sich bei den Teilnehmern des Rituals – Korn, Bohne, Kürbis und Tabak. Die ganze Szene ist umrahmt von den fünfzehigen Fußstapfen eines Tieres.

Der Mann in der Mitte hat die Entstehung des Bildes mit großer Anteilnahme verfolgt, nun sitzt er still und versunken da. Er ist das Zentrum des Geschehens. Auf das Zeichen des Heilers hin verstummt die Musik, und der Tanz hört auf. Der Heiler tritt in den Kreis zu dem Sitzenden und beginnt mit symbolischen Handlungen, nach deren Abschluß er den Mann mit dem farbigen Sand des Bildes überschüttet. Es folgt ein froher religiöser Tanz aller, in den der Heiler und der Mann in der Mitte einstimmen. Zum Abschluß bleiben der Heiler und der Mann allein zurück, versunken in ein tiefes Dankgebet.[8]

Das zweite Bild: Abgedeckt mit einem grünen Tuch, das nur seinen Brustkorb freiläßt, liegt ein Mensch. Er ist an eine Herzlungenmaschine angeschlossen. Zwei große Klammern halten seine aufgeschnittene Brust auseinander, aus der gerade sein Herz und seine Lunge entfernt werden. Zwei neue Organe werden an den entsprechenden Stellen hineingenäht. Mit einem Elektroschock wird das Herz zum Schlagen gebracht, das Blut fließt wieder. Die Lunge bläht sich mit Hilfe einer Maschine. Die Menschen in den grünen Kitteln, bis auf die Augen vermummt, atmen auf. Mit feinem Silberdraht verschließen sie das auseinandergesägte Brustbein und nähen die Haut darüber wieder zusammen. Die Apparate kontrollieren alle Körperfunktionen des Menschen unter der grünen Decke. Die Männer, die einige Stunden zusammengearbeitet haben, gehen in den Nebenraum, pellen sich aus ihrer Verpackung und waschen sich. Der Mensch auf dem OP-Tisch wird hinausgefahren. Er ist nicht bei Bewußtsein.

Zwei Bilder, was haben sie gemeinsam? Beide Male ist in der Mitte des Geschehens ein Kranker. Es geht um Heilung. Verfolgen wir die Bilder zurück, und betrachten wir noch einmal das erste. Der Ort des Geschehens ist ein einsamer Platz in den Anden Amerikas. Die Menschen, die sich zu diesem Ritual versammelt haben, man nennt es »Mountain Chant«, das heißt Berggesang, sind Navaho-Indianer. Der Geheilte ist einer von ihnen. Er hatte einen Traum gehabt, der sich dann viele Male wiederholt hatte. Er träumte vom Tod seiner Kinder. Daraufhin hatte ihn eine tiefe Depression ergriffen. Er war unfähig geworden, in irgendeiner Form am Leben seines Stammes teilzunehmen. Ein Sterndeuter hatte ihm diesen Heiler empfohlen, der den »Mountain-Chant« vollziehen konnte. Er hatte ihn mit einigen anderen gesucht und gefunden. Er war ein »Krüppel«. Nachdem der Kranke ihm seinen Traum erzählt hatte, diagnostizierte der Heiler die Erkrankung mit Hilfe der Traumdeutung. In einer wiederum symbolischen Sprache machte er ihm klar, daß er ein Problem mit seinem Vater nicht erledigt habe. Dieses ungelöste Problem projizierte er nun auf seine Kinder so, als wären es seine Kinder, die das ungelöste Problem mit ihm hätten und ihn deshalb töten wollen. Aus Angst entständen seine Todeswünsche den Kindern gegenüber.

Weil er das aber nicht ertragen könne, träume er, sie seien durch eine andere Macht getötet worden. Mit dieser Deutung ist aber noch keinerlei Heilung verbunden. Sie dient nur dazu, das Problem zu erfassen und das richtige Ritual zu entwickeln. Soviel sei erklärt zur Vorgeschichte des Kranken.

Schauen wir jetzt den Kranken auf dem OP-Tisch an:

Es ist ein junger Mann von 21 Jahren. Eine schwere erbliche Stoffwechselstörung zerstörte seine Lunge und sein Herz. Sein Gesundheitszustand hat sich schleichend verschlechtert. Die besten Mittel vermochten ihm nicht mehr zu helfen. Seine Krankheit erforderte immer wieder längere und inzwischen immer häufigere Klinikaufenthalte. Schließlich benötigte er Tag und Nacht Sauerstoff. Er war vom Sauerstoff abhängig und hing an ihm wie an einer langen Nabelschnur. Sein Alltag war zu einem Frondienst fürs Überleben degradiert. Sobald er die Augen öffnete, begann der Tag mit Inhalieren, Autogener Drainage, Gymnastik usw.... Bis auf kleinere Pausen war der Tag mit diesen Dingen gefüllt. Das hatte ihn von den Freunden isoliert. Neben seiner Familie waren die Menschen in der Klinik die wesentlichen Bezugspersonen. Er hätte sterben müssen – hätte es vielleicht sogar gewollt –, wenn es nicht die Möglichkeit zur Transplantation gegeben hätte. Da er sich entschlossen hatte, sich transplantieren zu lassen, wurden Untersuchungen vorgenommen. Da keine Kontraindikation vorlag, wurde er auf die »Liste gesetzt«.

Kehren wir zurück zur ersten Geschichte:

Der Kranke ist umgeben von seinem ganzen Clan, der sich bereit erklärt hat, das Ritual zu vollziehen. Gemeinsam wurden Unterkünfte für Frauen, Kinder und Männer gebaut.

Die Frauen kümmerten sich um die Mahlzeiten des

Stammes, während die Männer nach den Anweisungen des Heilers farbigen Sand suchten. Alle zusammen unterzogen sich mit dem Kranken rituellen Reinigungs- und Schwitzbädern, als Zeichen dafür, daß auch sie sich schuldig fühlten und bereit waren, sich zu reinigen. Die Vorbereitung beanspruchte sechs Tage, das eigentliche Ritual drei Tage. Während der ganzen Zeit waren alle beteiligt. In den Tagen des Rituals legte ein Teil der Männer von Sonnenaufgang bis kurz vor Sonnenuntergang auf Anweisungen des Heilers drei Sandbilder, der andere Teil umgab das Geschehen mit Trommeln, Gesängen und rituellen Tänzen.

Betrachten wir die zweite Geschichte:

Der junge Mann ist eigentlich in einem Alter, in dem man sich in unserer Gesellschaft verselbständigt und sich von der Familie löst. Auch er hätte es gern getan, aber seine progressiv verlaufende Krankheit hat diesen Prozeß nicht ermöglicht. Er ist immer mehr abhängig von seiner Familie geworden. Das macht ihn einerseits unruhig und gereizt. Andererseits ist er dankbar über die ihm zuteil werdende Hilfe. Besonders die Mutter, deren Unterstützung er besonders bedarf, muß immer präsent sein. Sie hat drei Kinder aufgezogen. Dieser kranke Sohn fordert sie mehr als ein Kleinkind. Seine Pflege ist schwierig. Es können plötzlich unvorhergesehene Komplikationen auftreten. Wenn ihr Sohn zu Hause ist, befindet sie sich Tag und Nacht in Bereitschaft. Muß er sich im Krankenhaus aufhalten, pendelt sie ständig zwischen Klinik und Zuhause hin und her. Er ist zu ihrem Beruf geworden.

Als der Pieper das Signal für die Transplantation gab, wurde der Kranke mit dem Hubschrauber abgeholt. Sie fuhr mit ihrem Mann mit dem Auto hinterher. Sehen konnten sie ihren Sohn vor der Operation nicht mehr. Während der Operation fragte niemand nach den Eltern, die dort in banger Angst und Hoffnung stundenlang auf dem langen Flur warteten. »Es ist alles gutgegangen, den Umständen entsprechend«, hörten sie jemanden im Vorübergehen sagen, ermüdet, genervt, um 5.30 Uhr morgens.

Gehen wir zurück zum Heiler:

Er ist von Kind an ein Mensch ohne Füße gewesen, ein »Krüppel«, der sich mit der Geschicklichkeit der Gleichaltrigen nie hatte messen können. Deshalb konnte er sich von Anfang an auf etwas anderes konzentrieren und seine geistigen und spirituellen Fähigkeiten entwickeln. Er zerbrach nicht an seiner Behinderung, an seinem Anderssein und an der Einsamkeit. Vielmehr wurde er zu einer außergewöhnlichen Persönlichkeit, die dazu prädestiniert ist, andere Menschen aus der Enge ihres Leidens herauszuführen. Indem er den Sinn und die Aussage der Krankheit erschließt, bringt er die Kranken wieder in Kontakt mit der Gemeinschaft. Er selbst verfügt nicht ständig über diese Fähigkeiten, sondern er muß sie immer wieder neu entwickeln im inneren Dialog mit dem Kranken, mit der Natur, mit dem Wissen um Heilung, das sich in seinem Stamm seit Generationen angesammelt hat, und im Kontakt mit den positiven Mächten, den transzendenten Gottheiten. Damit ihm das gelingt, geht er in die Einsamkeit. Er meditiert, fastet und reinigt sich. Obwohl er Ausgangspunkt eines wichtigen Geschehens ist, das nur er übernehmen kann, bleibt er auch immer ein Einsamer, ein Herausgehobener.

Der Chirurg:

Er ist der Leiter eines Teams, das reibungslos zusammenarbeitet. Die Strategie ist bekannt. Sie regelt sich durch kleine, kurze Sätze, die das benennen, was kommt. Handlungsanweisungen. Die grüne Vermummung, die nur die Augen freiläßt, hat alle gleichgemacht. Trotzdem gibt es eine genaue Hierarchie. Mehr oder weniger die gleichen Handgriffe, die gleichen Instrumente, die gleichen Apparate, das gleiche Prozedere für die Transplantation von Herz und Lunge, wenn es keine Komplikationen gibt.

Das Chirurgenteam bereitete sich durch eine gründliche Ausbildung und durch Übung der chirurgischen Geschicklichkeit eingehend vor. Sie ist im wesentlichen vielleicht dem gekonnten Umgang eines Ingenieurs mit komplizierten Maschinen vergleichbar. Diese Fähigkeiten müssen jederzeit abrufbar sein, sollen möglichst unabhängig vom persönlichen Zustand des Chirurgen sein. Er braucht sich vorher nicht innerlich auf seine Operation einzustellen oder vorzubereiten. Das Objekt, an dem er seine Kunst vollzieht, inspiriert ihn nicht. Es ist bewußtlos und unsichtbar, bis auf den Teil, mit dem das Team zu tun hat. In unserem Fall der Brustkorb des Patienten. Die Arbeit soll ganz unabhängig von Sympathie oder Antipathie, von persönlicher Anteilnahme oder Gleichgültigkeit, von der schichtspezifischen Zugehörigkeit, von Wert, Ansehen oder Bedeutung einer Person sein. Der Patient ist bewußtlos, wenn er nach der Operation hinausgeschoben wird, der Chirurg nimmt keinen Kontakt mehr zu ihm auf. Es kommt nicht darauf an, was für ein Mensch der Chirurg ist. Gefragt ist nur das medizinische Wissen und die technische Geschicklichkeit. Ebenso interessiert nur der Körper und davon vor allem der zu behandelnde Teil des Patienten. Es gibt keinen gemeinsamen Dank, weil es auch kein gemeinsames Tun gab. Und weil man nicht wüßte, wem man danken soll.

Schauen wir noch einmal auf die Zeit danach beim Ritual des »Mountain Chant«.

In unserem Fall ist der Patient geheilt. Das ist nicht so selbstverständlich, weil die Heilung in hohem Maße vom

Patienten selbst abhängt, von seiner Bereitschaft, das Ritual in der Tiefe mitzuvollziehen. Heilung heißt Umwandlung. Der Clan hat viel investiert an Zeit, gutem Essen, Engagement, gemeinsamem Tun, innerer Präsenz und der Bereitschaft, in sich Anteile vom Konflikt des Kranken zu entdecken und loszulassen. Er hat alle Möglichkeiten genutzt, die ihm zur Verfügung stehen, um dem Kranken, dem aus dem Kontakt Gefallenen, eine Chance zu geben. Hätte er sie nicht genutzt, hätte man ihn ausgestoßen. Der Clan zeigt, wie wertvoll ihm jedes Mitglied ist, aber auch, was er von jedem Mitglied erwartet. Der Gesundete ist wieder integriert. Die Gemeinschaft hat sich mit ihm verändert.

Der transplantierte Patient:

Er erwacht nach einiger Zeit auf der Intensivstation, von Apparaten umgeben, intubiert. Eine Maschine regelt seinen Atem. Vier Drainageschläuche lassen aus seinem Brustkorb das Wundwasser und das Blut ablaufen. Durch einen zentralen Zugang in der Hauptschlagader werden Medikamente in die Blutbahn gespritzt und wird Blut entnommen. Alle Körperfunktionen werden von speziellen Apparaten gemessen. Er liegt auf einem hohen Bett in hellem Licht. So können Ärzte und Pflegepersonal jederzeit von allen Seiten an den Patienten herankommen. Alles muß überschaubar und kontrollierbar sein. Im Operationssaal sind Schwestern, Pfleger und Ärzte vermummt – wie im Gegensatz zu seiner Nacktheit. Er kann nicht sprechen. Die Zeit von der Spritze an, die ihn bewußtlos werden ließ, bis zum Aufwachen in der Intensivstation ist ihm verlorengegangen. Er hat nicht miterlebt, was ihm geschehen ist. Der Tubus im Hals schmerzt, er fühlt sich unendlich erschöpft und abgeschlossen von jeglicher Kommunikation. Sprechen kann er nicht, zum Schreiben ist er zu schwach.

Die nächsten Tage werden noch qualvoller. Ununterbrochen wird etwas an ihm getan, ständig wird kontrolliert. Alles muß steril gehalten werden. Sterilität ist oberstes Gebot. Ihn erfaßt eine allumfassende, diffuse Angst vor Infektion. Jeder, der von außen kommt, bedeutet eine Bedrohung. Das Leben verengt sich noch mehr, es bildet einen dichten Kreis um sein Bett, wirft ihn ganz zurück auf seine schmerzvolle, bedrohte Existenz. Es läßt ihn ständig um seinen geschundenen Körper fürchten. Nur überstehen möchte er das Ganze. Aber was kommt dann? Das Danach, was er sich so sehnlich gewünscht hatte, das Radfahren, das In-die-Disco-Gehen, das Fußballtraining? Er erinnert sich, aber es löst in ihm keine Hoffnungen und keine Freude mehr aus. Als später die Verwandten kommen und überschäumend glücklich sind, spürt er seine Empfindungslosigkeit noch stärker. Er sollte dankbar sein; er hat ein großes Geschenk erhalten.

Viel Geld ist für ihn investiert worden und wird weiter notwendig sein. Sehr viel Aufwand wird um ihn getrieben. Mit was soll er zurückzahlen? Mit Gesundheit und Freude!? Er fühlt sich elend. Es dauert noch eine Zeit, ehe die erste zarte Freude in ihm aufkeimen wird.

Vielleicht wird der Leser, die Leserin sich fragen, was es soll, zwei so gegensätzliche Bilder aus so unterschiedlichen Kulturen einander gegenüberzustellen und zu vergleichen, ist doch nicht einmal die Krankheit vergleichbar. Einmal handelt es sich um eine seelische, das andere Mal um eine körperliche Krankheit. Die eine wäre mit der jeweils anderen Methode nicht heilbar gewesen. Darauf kommt es mir nicht an, sondern auf etwas anderes: Zwischen zwei so unterschiedlichen Bildern entsteht eine Spannung und aus dieser Spannung heraus ein Bewußtseinsraum, der eine Ahnung von den Möglichkeiten menschlichen Heilens eröffnet.

Es geht mir nicht darum, sie zu vergleichen und zu bewerten, sondern eher darum, zu schauen, was in der ausschließlichen Konzentration auf immer mehr Machbarkeit auf der Strecke bleibt, was aber vielleicht notwendig wäre, damit der Mensch sich als ganzer gemeint fühlt.

Es fällt auf, daß für die High-Tech-Medizin nur ein kleiner Teil des Patienten von Interesse ist. Das betrifft seine allgemeine körperliche Verfassung, seine Blutgruppe, die Gewebestruktur seiner Organe. Weiterhin wird überprüft, ob er unter zusätzlichen Krankheiten leidet, die als Kontraindikation gewertet werden könnten.

Es interessiert nicht, was für ein Mensch der Patient ist, welche Lebenserfahrungen er gesammelt hat, was ihm seine Krankheit bedeutet, aus welcher Familie er stammt, was er später aus seinem Leben machen will ... kurz, fast seine gesamte Persönlichkeit, soweit es nicht deren somatischen Aspekt betrifft, ist nicht von Interesse.

Die Geschichte des kranken Navahos wird bis zum Mutterleib zurückverfolgt. In seiner Deutung sagt der Heiler, daß seine Mutter von einem Bären geträumt habe und daß er selber als Kind einen kranken Bären gesehen habe. Der Bär steht symbolisch für den Vater. Das heißt, der Konflikt wird in seine frühesten Anfänge verlegt, in denen sie der Heiler empathisch erspürt hat. Das erkannte Problem durchzieht die Geschichte des Kranken und findet im sich wiederholenden Traum seinen Höhepunkt.

Aber es ist nicht nur die Lebensgeschichte des Transplantierten für die Transplantation bedeutungslos, sondern auch seine innere Beteiligung. Während des eigentlichen Rituals ist er bewußtlos. Zum erfolgreichen Ritual der Navahos gehört hingegen die totale Beteiligung und Aufmerksamkeit des Kranken. Er erlebt die verschiedenen Stufen des Rituals nicht nur bewußt mit, er ist ein Teil der Gestaltung. Wenn er die Bedeutung der Bilder nicht mit allen Sinnen erfaßt, erschließt sich ihm der Gesamtsinn nicht. Heilung kann ohne diesen Prozeß nicht stattfinden.

Die Freunde und Angehörigen des Transplantationspatienten spielen so gut wie keine Rolle. In den ersten Tagen sind sie ein lästiges Übel. Auf nichts kommt es so an wie auf die Funktion der Apparate und die Wirkung der Medikamente. Manchmal scheint es, als ständen die Menschen als ihre Untergebenen in ihrem Dienst.

Der Mediziner muß nicht auf das gesammelte Wissen der Medizin zurückgreifen, ihm genügt das Neueste. Während der Heiler sich neben seiner Empathie für die Situation auf den Augenblick konzentriert, greift er auch auf das gesammelte Wissen der schamanistischen Heilkunst zurück.

Das, was für den Navaho von besonderer Bedeutung war, das Erfassen der Bedeutung seiner Krankheit, fällt in der High-Tech-Medizin weg; die Erkenntnis der Krankheitsursache spielt schlicht keine Rolle. Da aber die Identität des Kranken durch die Erfahrungen mit seiner Krankheit und den Umgang mit ihr geprägt ist, droht sie im Transplantations-Prozedere verlorenzugehen.

Meine erste Transplantationsbegleitung: Alexander

Ein junger Mann sitzt vor mir. Die Sonne bescheint die linke Seite seines Gesichts, gleitet auf seinen Brustkorb, der sich qualvoll ruckartig hebt und senkt. Er ist bis zu meinem Zimmer gegangen, etwa 30 Meter. Das ist eine weite Strecke für ihn. Ich höre das Rasseln in seiner Lunge, das qualvolle Husten. Noch können wir nicht sprechen, atmen ist die Sprache des Augenblicks. Mein Atem wird qualvoll eng für einige Sekunden. Ich habe vergessen, daß ich atmen kann. Ich atme durch, unsagbar erleichtert und zugleich beschämt, es so leicht zu können, wo er doch um jeden Atemzug ringen muß.

Ein Bild breitet sich in mir aus, es ist das Bild eines immer größer werdenden Ballons, oben ein winziger Kopf, unten ein schlaffer, bedeutungsloser Körper, der in die Wolken davonschwebt. Für einige Augenblicke verdeckt es ihn. Er hustet noch immer, atmet dann eine Weile schwer, wobei die Luft anscheinend nicht aus seinem Brustkorb heraus will. Ich fühle mich wie ein Fisch im Netz, wild zappelnd, dabei sitze ich still da, warte auf das Ende des Hustenanfalls.

»Ich habe mich zu einer Transplantation entschlossen und möchte, daß Sie mich begleiten«, höre ich den jungen Mann sagen. Die Nachricht überrascht mich, erschreckt mich. Ich kenne Alexander seit Jahren. Der Arzt, der Chirurg, mit dem er gesprochen hat, hat ihm ein Buch gegeben. Es ist ein großer Bildband über Transplantation. Er liegt zwischen uns auf dem Tisch. Ich möchte das Bild des Umschlags nicht anschauen, spüre Entsetzen. Alexander scheint keinerlei Angst oder Ambivalenz zu spüren. Sein Alltag hat sich so sehr auf das nackte Überleben reduziert, daß ihm sein Leben nicht mehr lebenswert erscheint. Er ist zum Spezialisten für seinen Körper geworden. Immer hat er sehr verantwortlich für seine Gesundheit gesorgt im Kampf um die Krankheit. Sie ist er, er ist sie, und sie ist fast ausschließlich Objekt seiner Wahrnehmung geworden.

Es ist qualvoll, das mitzuerleben. Die Themen unserer

Gespräche, die vor einem Jahr noch sehr vielfältig waren, haben sich immer mehr verengt. Es muß etwas geschehen, das spüren wir beide, und doch erschreckt mich die Vorstellung, dieses wild klopfende Herz und diese mühsam sich entfaltende Lunge würden herausgenommen und durch neue Organe ersetzt.

Dieser junge Mann ist nicht naiv, er weiß, daß er lebenslang von Medikamenten abhängig sein wird, aber das ist er ja schon jetzt. Und er weiß, daß sein Leben sehr begrenzt sein wird. Aber ein paar geschenkte Jahre genügen ihm, in denen er durchatmen und noch einiges tun kann, was er sich gewünscht hat. Jetzt ist er vom Tode bedroht; eine Transplantation könnte ein Ausweg sein. Wie mir das einleuchtet, wie ich seinen Wunsch verstehen kann!... Und doch ist da in mir ein Grauen und Widerstand. Alexander nimmt das Buch vom Tisch, blättert darin und legt es dann wieder zwischen uns. Auf zwei Seiten, im Vier-Farben-Druck, glänzt uns das perfekte Photo einer herausgeschnittenen Lunge mit Herz entgegen. Die zu vernähenden Stellen sind genau bezeichnet. Ich spüre, wie sich alles in mir zusammenzieht. Für Alexander ist es ein Objekt, dessen Herauslösung und Verpflanzung ihn interessiert und beschäftigt; für mich ist es sein Herz, das ich in seinem Brustkorb so schwer schlagen sehe, dessen dumpfer Rhythmus als qualvolle Töne in meine Ohren, an meine Haut dringt, worauf mein eigenes Herz mit dem Gefühl fast unerträglicher Last antwortet. Es ist sein Herz, das so bemüht versucht, das Defizit an Sauerstoff auszugleichen, das durch die eingefallene, vom Schleim der Pseudomonas verklebte Lunge entstanden ist. Es soll gewaltsam daran gehindert werden, seine schwere Arbeit weiterzumachen, ein ohnedies zu groß gewordener Muskel, herausgetrennt, entfernt, durch einen neuen ersetzt.

Ich lausche auf Alexanders Herz, dann auf meins – wieder auf seins – immer hin und her. Gibt es etwas, was ihm, was mir vertrauter ist als der Rhythmus unseres Herzens? Ob es den Rhythmus des mütterlichen Herzens angenommen hat? Jedes Herz hat seinen eigenen Rhythmus. Bedeutet Ablösung, Erwachsenwerden, einen eigenen Rhythmus des Herzens zu entwickeln?

Sein Herz als Sitz seiner Gefühle, seiner Ängste, seiner Not, seiner Freude, seiner Sehnsüchte, seiner Hoffnungen? Immer hat sein Herz den Takt zu seinem Leben geschlagen, seinen Lebensrhythmus angegeben. Welche Zuverlässigkeit! Welche Vertrautheit!

Die Frage einer anderen Patientin fällt mir ein: »Was werden sie denn mit meinem Herzen machen? Werden sie es mit herausgeschnittenen Krebsgeschwüren und blutigen Mullbinden in den Ascheimer werfen?« Wie konnte sie nur so erbarmungslos fragen!

Alexander scheint das nicht zu interessieren. Er ist ein vernünftiger junger Mann, der sich solche Fragen und Schrecken vom Leibe hält. Dafür toben sie in mir herum. Wir haben uns da offenbar etwas geteilt.

Ich frage Alexander, was er von mir erwartet. Er sagt, daß er wisse, daß zu der somatischen Seite der Transplantation auch eine seelische Seite gehört, er wünsche sich meine Begleitung. Ich erzähle ihm von meinen Zweifeln, Ängsten und Widerständen und daß ich besorgt sei, ich täte ihm nichts Gutes damit. Er sagt, es sei kein Problem für ihn! Ich bin froh, als er gehen will. Ich bleibe zurück. Das ganze Zimmer scheint mir voll von seinem rasselnden Atem und dem schweren Herzschlag. Mein Herz schlägt dazu, grausamer, unvertrauter Takt!

In der Nacht träume ich, ich sei in einer Litfaßsäule eingesperrt, die ringsum mit Spiegeln ausgelegt ist. Ich sehe mich mit meinem wie wild schlagenden Herzen unendliche Male und höre mich schreien: »Ich will nicht mehr!«

Vor der nächsten Stunde bin ich aufgeregt. Eigentlich müßte ich unbedingt sagen, daß ich mich nicht imstande sehe, Alexander so – mit diesen Widerständen – zu begleiten. Das würde aber den Abbruch unserer dreijährigen therapeutischen Beziehung bedeuten.

Alexander überrascht mich in meinen Überlegungen mit seinem Klopfen an der Tür. Wieder ist ein Hustenanfall der Anfang und dann eine Pause qualvollen Nach-Luft-Ringens. Ich spreche mit Alexander über meine Bedenken. »Wenn Sie es nicht machen, bin ich allein«, sagt er. Ich sage ihm, daß er mir vorkomme wie eine Lokomotive, die mit Volldampf fährt. Wenn er akzeptieren könne, daß ich wie ein Wagen mit angezogenen Bremsen an ihn gebunden sei, könnten wir es versuchen. Er nickt. Ich erzähle ihm von meinem Traum. Er schaut mich aufmerksam an und sagt: »Ja, das bin ich, so fühle ich mich, ich will auch nicht mehr. Mein Herz ist Schrott, es soll raus.« Wieder ein Hustenanfall. Als er wieder Luft bekommt, frage ich ihn, ob er sein Herz malen könne. Er nimmt ein Blatt, malt mit einem roten Stift schnell die Umrisse eines Herzens, übermalt es fast wütend mit braungrüner Farbe und schiebt es mir herüber. Plötzlich nimmt er das Blatt wieder an sich. »Es ist doch mein Herz, mein armseliges Herz«, sagt er betroffen. Wir schweigen. Mir fällt eine Stelle aus »Wind, Sand und Sterne« von Saint Exupéry ein.[9] Er beschreibt, wie er nach einer Notlandung in der Wüste in der Nacht auf einer Düne liegt und sich von der Unendlichkeit des Sternenhimmels angezogen fühlt und wie ihm unheimlich wird. Da fällt ihm eine Geschichte vom Haus seiner Großmutter ein, in dem er seine Kindheit verbracht hat, und diese Erinnerung schafft einen Raum der Geborgenheit um ihn. Er schreibt: »Oh, das Wunder des heimatlichen Hauses besteht nicht darin, daß es uns schützt und wärmt. Es besteht auch nicht im Stolz des Besitzes. Seinen Wert erhält es dadurch, daß es in langer Zeit einen Vorrat von Beglückung aufspeichert, daß es tief im Herzen die dunkle Masse sammelt, aus der wie Quellen die Träume entspringen.«

Ich sage Alexander, was mir eingefallen ist. Er sitzt und hält sein »Schrottherz« gegen seine Brust, die sich stoßartig hebt und senkt, und erzählt mir von der von Ranken zugewachsenen Pforte in seinem Garten, die er in der Wintersonne von Rauhreif glänzend photographiert hat.

»Herzklopfen hatte ich, weil es so schön war und vielleicht auch wegen der so schön verschlossenen Pforte, für immer verschlossen für mich, ich weiß es nicht – vieles fiele mir ein aus diesem Herzen.«

Ich warte, und er erzählt Erlebnisse aus seiner Kindheit, die er in seinem Herzen gesammelt hat, wie er sagt.

Als Alexander das nächste Mal kommt – ich habe ihm angeboten, in sein Zimmer zu kommen, aber er hat es abgelehnt –, war der Chirurg bei ihm gewesen. Der Chirurg ist ein junger Mann von 35 Jahren und schon ein Mann mit viel Erfahrung auf seinem Gebiet. Alexander ist sichtlich bewegt. Er schüttelt den Kopf. Nach einer Weile sagt er: »Ich weiß nicht warum, aber ich war auf einmal total irritiert, als er mir die Hand gab. Ich dachte auf einmal: ›Das wird die Hand sein, die dein Herz und deine Lunge aus deiner Brust nimmt.‹ Die Hand war warm und stark, und ich bekam auf einmal Angst.« Während Alexander einen Hustenanfall bekommt, beschäftigt mich, wieviel Vertrauen er haben muß. Ich sehe ihn bewußtlos im OP liegen mit aufgeschnittenem Thorax ohne Lunge und Herz. Wenn irgend etwas nicht klappt, wird er nicht wieder aufwachen. Er wird ganz in der Hand dieses Mannes sein, im wahrsten Sinne des Wortes. Ich lasse Alexander die Augen schließen und bitte ihn zu schauen, was für Bilder kommen, wenn er an Vertrauen denkt. Ihm fällt sofort etwas ein. Er weiß nichts damit anzufangen; es ist ein rundes Gebilde wie eine Scheibe Ananas, aber von sehr zarter Konturierung, ohne Schale, in sehr zartem Gelb mit einem Loch in der Mitte. Zum hellen Gelb assoziiert er: »sanft, liebevoll, nicht aufdringlich, nachgiebig«. Zur Form: »rund, alle Ecken und Spitzen ab«. Weitere Assoziationen kommen nicht. Ein Schwimmreifen, denke ich, aber wird dieses zarte Gebilde tragen? Oder eine Ananasscheibe, denke ich, ... der Kern herausgeschnitten wie auch die wehrhafte, schützende Schale. Ich sehe ihn auf dem OP-Tisch entkleidet. Menschen haben keine wehrhafte Schale. Sie müssen sie sich künstlich herstellen, oder sie versuchen mit ihren Gebärden und ihrer Sprache sich diesen Schutzrahmen zu schaffen. Und die herausgeschnittene Mitte, sind das die Organe, die man Alexander nehmen wird?

Als ich Alexander bitte, ein Bild für Mißtrauen zu finden, ist es ebenso schnell da und überrascht ihn. Es ist ein Zahlenschloß für ein Fahrrad. Er habe früher so eins gehabt, habe aber sein Rad fast nie abgeschlossen.

Als ich ihn frage, was das mit Mißtrauen zu tun habe, zuckt er die Achseln. »Eigentlich nichts«, sagt er, »ich bin eben nicht mißtrauisch.« Nach einer Weile fängt er an, sich zu wundern. Eigentlich sei das ja eher ein Bild für Leichtsinn. Wenn man z. B. hier in der Hochschule sein Rad nicht anschließe, sei es gewiß weg. Ich frage ihn, ob dahinter eine Haltung stehen könnte, die ausdrückt: »Wenn ich glaube, man kann den Menschen vertrauen, dann kann man ihnen auch vertrauen. Oder wenn ich nicht an Diebstahl denke, wird mir auch keiner mein Rad wegnehmen?« Alexander nickt und sagt: »Ich kann mir nicht leisten zu mißtrauen.« Mit seiner Krankheit ist er in einem solchen Maße der Medizin ausgeliefert, daß die Entscheidung zu vertrauen, daß sie zu seinem Heil angewandt wird, die einzige Möglichkeit ist, zur Ruhe zu kommen. Er kann sich Mißtrauen nicht leisten, aber sein Vertrauen scheint zart und wenig tragend.

Ich frage ihn, was ihm zum Thema »Selbstvertrauen« einfällt. Wieder ist sehr schnell ein Bild da. »Ich sehe einen aufrechten Menschen, der jemandem die Hände entgegenstreckt«, sagt er. Er zeichnet einen äußerst fragilen Menschen, die langgestreckten Beine geschlossen, die Oberarme eng am Körper, die Hände ganz leicht vorgestreckt. So schwebt er ohne Boden in der Luft.

Ich bin überrascht, wie unterschiedlich das beschriebene und das gezeichnete Bild sind. Das Bild geht in meinem Innern weiter wie ein Comic: Zuerst sehe ich, wie jemand dem Menschen etwas geben will, aber er kann ihm die Arme nicht entgegenstrecken und kann es nicht nehmen. Dann sehe ich den Menschen ins Bodenlose abstürzen, er ist nicht fähig, sich festzuhalten. Ich erschrekke, während ich höre, wie Alexander davon spricht, daß es für ihn schwer sei zu bitten. Ich frage ihn, ob er eine Geste des Bittens machen könne. Er legt seine Hände mit den Handflächen nach oben gerichtet auf seine Oberschenkel, eng an seinem Körper anliegend. Er konnte sie nicht weiter nach vorn schieben.

»Ich habe nie wirklich um etwas bitten müssen«, sagt er, »meine Mutter hat immer gewußt, was ich brauche.« Was das Bitten betrifft, so lebt Alexander offenbar in einem paradiesischen Zustand. Er braucht nur Andeutungen, rudimentäre Gesten zu machen, und schon wird er verstanden.

Es ist das Selbstvertrauen eines sehr jungen Menschen, der von der perfekten Einfühlung seiner Umgebung lebt. Vielleicht ist das ein Ausgleich für die Not, die er erleiden muß. Die Transplantation wird ihn in einen Zustand versetzen, der einer totalen Regression gleicht.

Alexander bedarf medizinischer Behandlung, denn es sind Lungenbläschen geplatzt, und die Luft ist in den Brustraum ausgewichen. Die ausströmende Luft übt Druck auf den Rest der Lunge aus. Die Medizin bezeichnet das Platzen von Lungenbläschen und die Entwicklung eines Luftpolsters im Brustraum als Pneu. Ein Drainageschlauch, der in seinen Brustkorb eingeführt wurde, soll die Luft wieder ableiten. Ich besuche ihn in seinem Zimmer. Er sieht erschöpft aus, und die dicken Augenbrauen wirken dunkler als sonst. Im Krankenraum dominiert die Farbe Weiß. Weiß das Bett, weiß der Nachttisch, auf dem nichts als die Medikamente stehen, weiß sogar die persönliche kleine Nachttischlampe. Außer Alexanders Lampe gibt es nichts Persönliches, keine Blume, kein Bild, kein Buch. Hier befindet sich nichts von dem, was sonst in den Krankenzimmern zu sehen ist und ein Stückchen Heimat schafft. Alles weiß, weiß meine Gefühle, weiß in meinem Kopf. Warum hat er alles verschwinden lassen? Es macht den Eindruck, als habe Alexander alles entfernt, was seine Identität sichtbar machen könnte. So als habe er sich vollkommen eingefügt in das System, in dem er nicht mehr identifizierbar und aus dem er nicht mehr herauslösbar ist. »Möchten Sie einen Kaugummi?« höre ich ihn fragen. Ich nehme den angebotenen Kaugummi. Wir kauen beide und lachen. Alexander erzählt von zu Hause, und ich frage ihn, ob er Lust hat, mit Bleistift eine Linie aufs Papier zu ziehen. Nur eine, gerade so, wie sie ihm im Augenblick aus der Hand kommt. Er nickt und tut es. Er wählt ein Querformat, setzt in der unteren Hälfte des Blattes mit einem kleinen Haken an, geht mit Schwung nach oben in die Mitte des Blattes und bricht ab. Ich bitte ihn, sich vorzustellen, er sei ein kleiner Punkt, der sich auf die Linie setzt und sie vom Anfang bis zum Ende abfährt. Er ist erstaunt über den Anfang. In seinem Bewußtsein hat er den kleinen Haken nicht wahrgenommen, sondern nur, daß er sich mit Schwung aufsteigend der Mitte genähert hat. Das entspricht der entschlossenen Art, wie er Dinge angeht.

Das leise Zögern, das kleine Zweifeln, das sich in dem kleinen Bogen ausdrückt, der erst einmal zurückweicht, bemerkt er jetzt, wo er sich als kleiner Punkt auf der Linie bewegt. Er spürt den geradezu atemberaubenden Schwung und den plötzlichen Abbruch. Ihm ist, als stände er auf dem höchsten Gipfel vor einem Abgrund. Er ist betroffen, schaut das Blatt lange kopfschüttelnd an, dann sagt er: »Stehenbleiben auf der Höhe des Erfolges bis in alle Ewigkeit und verhungern – abstürzen – oder den Weg zurück.« Nichts davon möchte er. »Ich kenne das so, dieses Aufsteigen, dieses Kämpfen, diese ewige Anstrengung«, fügt er hinzu. Er erzählt von seinem Leben, wie er immer versucht hat, mit viel Energie alles zu schaffen, und es auch meistens »hinbekommen« hat. Tief in ihm verborgen ist der Wunsch, sich einmal nicht anstrengen zu müssen; es einfach mal leicht haben zu können. Alexander atmet schwer. Wie mühsam muß ein Leben sein, in dem jeder Atemzug Arbeit bedeutet!

Ich frage Alexander, ob er sich vorstellen könne, daß er, oben angekommen auf dem Gipfel, einfach die Flügel ausbreitet und sich von den Aufwinden tragen läßt. Alexander ist verwundert. »Nein«, sagt er, »ich denke nur: Ziel erreicht – Bewunderung, oder Absturz ins Nichts. Ich müßte mich ja verwandeln, wenn ich fliegen sollte!«

»Müssen wir uns nicht ständig verwandeln, wenn wir wir selbst bleiben wollen?« Alexander sagt: »Nein, mit den neuen Organen werde ich ich selber bleiben.« Ich kann seine Angst spüren, sich zu verlieren, nicht mehr zu wissen, wer er ist nach der Transplantation. Und doch war es gerade die Zurücknahme alles Persönlichen, die mich zu Anfang, als ich das Zimmer betrat, so verwundert und betroffen gemacht hatte. Hatte er vielleicht alles entfernt und in Schubladen verborgen, um es zu schützen anstelle seiner Organe, die er nicht würde schützen können, wenn es zur Transplantation käme?

Als ich Alexander in der nächsten Stunde besuche, sitzt er im Bett und liest über Transplantation.

Wir unterhalten uns eine Weile darüber, und ich spüre mein Unbehagen, wie selbstverständlich und leicht das alles zu sein scheint. Die Wirklichkeit des Spenders ist aus seinen Überlegungen noch ganz ausgeschlossen. Alexander argumentiert, als gäbe es einen Supermarkt für Organe, und die Frage ist nur, wann sie hereinkommen.

Ich habe einen Aquarellkasten mitgebracht und bitte ihn zu schauen, welche Farbe ihm ins Auge fällt. Er sagt sofort: »Schwarz, – schwarz als Punkt! – schwarze Punkte«, sagt er, »machen mir total ungute Gefühle.« Er habe neulich gemerkt, wie ihn die schwarzen Punkte auf der Hose einer Patientin beunruhigt hatten, obwohl er sich mit ihr eigentlich gut versteht. Als Alexander auf meine Bitte hin einen schwarzen Punkt malt, fällt ihm ein Film ein, den er in der Schulzeit gesehen hat. Es war ein Film über Bienen, die aus den Waben schlüpften. In den Großaufnahmen erschienen die Waben wie schwarze Höhlen voll mit schmutzigen Resten. Das habe ihn abgestoßen. Als er weiter assoziiert, fällt ihm ein: Mutter – dunkle Bauchhöhle, aus der Krankes kommt. – Er schaut auf sein Blatt und sagt, der Punkt sei ja nur grau, aber das passe ganz gut zu »Mutter«. Zu »grau« fällt ihm ein: zurückgenommen, unauffällig, tonlos, bescheiden, eigenschaftlos. Ich frage ihn, wie er sich malen würde. Zu meiner Verwunderung malt er ein schwarzes Kreuz über den grauen Kreis. Es sieht wie ein Gitter über dem Kreis aus, besetzt ihn ganz. Wäre es ein Gitter, könnte aus der Höhle nichts herauskommen.

Der Farbe »Schwarz« ordnet er zu: undurchdringlich, alles schluckend, jeden Lichtstrahl absorbierend, Tiefe, Dreidimensionalität, aber als solche nicht wahrnehmbar. Das Kreuz verbindet er mit Vampir und Tod, es habe aber nichts Erschreckendes.

Im Laufe der weiteren Arbeit wird Alexander deutlich, daß es ihm zu schaffen macht, seine Mutter mit der Krankheit so belasten zu müssen.

Ihn belastet, daß sie vielleicht nie genug Zeit für die Geschwister hatte und schon allemal nicht für das, was sie selbst gern getan hätte. Er habe deshalb lieber gar nicht wahrnehmen mögen, wer sie ist, was sie außer ihm interessiert. Deshalb scheine sie ihm grau und eigenschaftlos. Das sei besser zu ertragen, als sich vorzustellen, auf was sie für ihn alles verzichten muß. Das passe dazu, daß er nicht wirklich bitten könne und auch nicht danken, weil ja alles irgendwie klappe.

Und doch sei er ihr Kreuz. Alexander bekommt einen schlimmen Hustenanfall. Danach sagt er, daß seine Weigerung wahrzunehmen, was seine Mutter alles für ihn tut, ihm das schlechte Gewissen erspare, ihm aber auch die Freude nehme und das Glück und daß er seine Mutter um die schuldige Dankbarkeit betrüge.

Er reicht mir seine Hand, als ich gehe, und sagt: »Danke.«

104

Wenn man in einem solchen Ausmaß, wie es chronisch kranke Menschen nun einmal sind, von der aufopfernden Zuwendung der Angehörigen abhängig ist, ist die Gefahr groß, auszublenden, was man bekommt, um der Scham zu entgehen, so ausschließlich der Nehmende sein zu müssen. Aber an allem, was wir nicht wirklich nehmen, weil wir es nicht wahr-nehmen, werden wir arm; wir haben es uns nicht wirklich angeeignet, und das Beziehungsstiftende, das Geben und Nehmen an sich hat, kann nicht stattfinden.

Gerade die Transplantation würde diese Situation wiederholen: Ein Organ kommt von irgendwoher. Der Spender ist unbekannt. Also gibt es auch niemanden, dem man dafür zu danken braucht.

Inzwischen ist Alexander in London gewesen. Sein Arzt war besorgt, er könne es vielleicht nicht schaffen, hier in Deutschland (West) ein Organ zu bekommen.

In England hätte er vielleicht eher eine Chance. Drüben, erzählt er, ist man viel unkomplizierter, nicht so skrupulös, nach »Organen zu fahnden«. Die Engländer fänden es unmöglich, daß Organe von Hirntoten, die noch in Ordnung sind, einfach verschleudert würden. »Organ waste« kann man sich nicht leisten. Ich bin erschrocken über die Sprache, die die zugrundeliegende Einstellung deutlich macht.

Nichts spiegelt die Ungeheuerlichkeit wider, die es bedeutet, das schlagende Herz, die atmende Lunge aus dem Körper eines Menschen zu entnehmen und in einen anderen Körper zu verpflanzen, dem seine Organe entfernt worden sind. Welches Schicksal und wieviel Leid auf der Seite der Hinterbliebenen und des Spenders ermöglichen es dem Organempfänger weiterzuleben?

Ich stelle mir vor, ein junger Mann wie Alexander ist

durch einen Verkehrsunfall ums Leben gekommen. Hirntod. Seine Angehörigen stimmen zu, daß sein Herz und seine Lunge entnommen werden. Wenn sie in einem anderen Menschen weiterleben, lebt da nicht ein Stück ihres Kindes weiter? Aber könnten sie nicht, wenn sie aus dem Schock heraus sind, den Entschluß bereuen, weil Liebe doch bedeutet, die Unversehrtheit dessen, den man liebt, zu gewährleisten?

Es sträubt sich alles in mir, den Vorgang einer Herz-Lungen-Transplantation zu banalisieren. Das geschieht aber mit allem, was zur Routine wird. Ich spüre, ich habe Probleme, mit Alexander darüber zu sprechen. Belaste ich ihn damit ungebührlich, oder gehört es eigentlich zu seiner Entscheidung dazu? Habe ich das Recht, ihn zu verunsichern, oder habe ich sogar die Pflicht dazu? »Jedes Stadium der Existenz ist ein Ausgangspunkt wie auch ein Endpunkt für eine potentielle Wandlung.«[10]

Alexander fragt mich, ob ich zustimmen würde, wenn eines meiner beiden Kinder stürbe und man mich um die Entnahme von Organen bitten würde. Ich bin erschrocken über die Heftigkeit, mit der mir mein »Nein, niemals!« herausstürzt. Alexander schaut mich bestürzt an und sagt: »Aber Sie sehen doch uns, und Sie arbeiten mit uns. Und Sie wissen, daß wir nicht weiterleben können ohne die Organe eines anderen Menschen, dem sie ja auch nicht mehr nützen.« Ja, er hat recht. Ich sehe ihn und die anderen, die leben möchten, und ich wünschte es ihm und ihnen von Herzen, daß sie weiterleben könnten. Aber wenn ich an meine Kinder denke, ist da nur der intensive Wunsch, ihre sterbliche Hülle mit allen Mitteln zu schützen, solange es nur möglich ist. Zwei Wirklichkeiten stehen sich unversöhnlich gegenüber. Alle die Bilder kommen mir wieder von Menschen, die gestorben sind und mir nahestanden. Wie wichtig es mir war, daß ihr Leichnam achtungsvoll behandelt, zur Ruhe gebettet und mit Blumen geschmückt wurde. Ich erinnerte mich an die Totenwache bei der kleinen siebenjährigen Jacqueline, die ihren Tod vorausgewußt hatte. Die Mutter hatte sie liebevoll gewaschen und gekämmt. Sie hatte ihr den schönsten Schmuck angelegt und ihr ihr Lieblingskleid angezogen. Während die Mutter versuchte, ihren Mann zu erreichen, war ich bei dem Kind geblieben. Lange hatte ich gedacht, Jacqueline schlafe nur und würde die Augen wieder öffnen. Ich konnte nicht glauben, daß sie tot war. Erst nach Stunden hatte ich plötzlich das Gefühl, es gebe einen unmerklichen Ruck und ich fiele durch den kleinen Körper hindurch, als sei da plötzlich kein Gegenüber mehr. Mir schien, als sei das ihr wirklicher Tod gewesen, sieben Stunden nach dem medizinisch festgestellten. Das war nur ein Erlebnis, damit kann man nichts nachweisen; trotzdem ist es eine meiner am intensivsten erfahrenen Wahrheiten.

Diese Mutter hatte trotz ihrer Verzweiflung für den Leichnam ihres Kindes getan, wozu ihre Liebe fähig war. In dem Waschen, dem Kämmen, dem Anziehen, dem Betten und dem Wachen bei ihm hatte sie eine Form, einen Ausdruck dafür gefunden. Jede Geste war ein Stück Abschied. Sie hatte dasselbe Gefühl gehabt wie ich, ihr Kind schlafe einen tiefen Schlaf, und es sei noch ein Dialog ohne Worte möglich gewesen. Was ist mit dieser Übergangszeit?

Ich erinnerte mich, wie im Urlaub der Bauer, der gegenüber unserer Pension lebte, gestorben war und wie das ganze Dorf an der dreitägigen Totenwache mit Gebeten, Gesängen und aktiver Unterstützung der Hinterbliebenen teilnahm.

Ich fand das sehr tröstlich. Ich hatte das Gefühl, dieser

Mensch hatte seinen Platz im Dorf eingenommen, und alle mußten kommen, um die Lücke wahrzunehmen, sie zu betrauern und mit ihrer Gemeinschaft, deren Mittelpunkt er drei Tage lang noch war, wieder zu füllen. Wo ist diese Möglichkeit geblieben, bei einem Menschen, dem seine Organe – sofort – entnommen werden müssen?

Ich spürte, wie das, was ich gesagt hatte, Alexander bremste und sicherlich auch das, was mir durch den Kopf ging. Ich sprach das an. Alexander sagte, das müsse er erst einmal verkraften, einerseits wünsche er sich auch, daß jemand sich schützend vor ihn stellen würde, und andererseits gebe es da diese andere Wirklichkeit, seinen Wunsch, transplantiert zu werden, und auch sein Recht auf Leben.

Ich bin nicht sicher, ob wir von einem Recht auf Leben sprechen können, ob es nicht vielmehr ein Geschenk ist, leben zu dürfen. Wem gegenüber könnten wir das Recht geltend machen? Der Gesellschaft gegenüber? Und was würde das bedeuten? Es könnte doch höchstens bedeuten, daß niemand das Recht hat, einem Menschen das Leben zu nehmen, und daß die Gesellschaft bestenfalls dazu beitragen muß, sein Leben zu unterstützen. Aber kann es auch bedeuten, daß der einzelne ein Recht auf Transplantation hat? Wenn jemand einen entzündeten Blinddarm hat, gibt es sicherlich das Recht, operiert zu werden, aber eine Transplantation betrifft doch einen anderen Bereich. Jonas antwortet auf die Frage, ob es eine moralische Verpflichtung zur Transplantation gebe: »Die höchsten Werte sind in einer Region jenseits von Pflicht und Anspruch. Die ethische Dimension geht weit über das Sittengesetz hinaus und reicht in die erhabene Einsamkeit von Hingabe und letzter Selbstwahl, fern von aller Rechnung und Regel – kurz, in die Sphäre des Heiligen.«[11]

Wenn man etwas bekommt, wozu eine Verpflichtung besteht, z. B. Bildung in der Schule, so kann das auch ein Geschenk sein, aber es fühlt sich völlig anders an, als wenn einem das Glück eines großen Geschenks widerfährt, vielleicht das einer großen Liebe. Und wenn ich sie als das Wunder wahrnehme, das man weder verdienen noch erkaufen kann, so kann ich von ihr erfaßt und verändert werden.

Aber nicht, wenn ich sage: Jeder Mensch hat ein Recht auf Liebe, und als solche nehme ich sie. Sie würde zur Ware. Auch das geschenkte Organ würde zur einklagbaren Ware und verlöre den Zauber geschenkten Lebens, das es eigentlich ist.

In der nächsten Stunde kann Alexander wieder zu mir kommen. Es geht ihm etwas besser. Er wünscht sich eine Tasse Tee, und wir trinken einen Tee zusammen. Mit der Zeit kann sich Alexanders Atmung ein wenig normalisieren. Mir fällt etwas ein von Saint-Exupéry, den ich gerade lese: »Die Stadt in der Wüste«.[12] Ich erzähle Alexander davon, besonders von der Stelle, die in mir hängenblieb, als ich sie las. Sie heißt: »Und wenn du mich fragst, ›soll ich jenen dort aufwecken, oder ihn schlafen lassen, damit er glücklich sei‹, so würde ich dir antworten, daß ich nichts über das Glück weiß. Aber würdest du deinen Freund schlafen lassen, wenn ein Nordlicht am Himmel stünde? Keiner darf schlafen, wenn er es kennenlernen kann. Und gewiß liebt jener seinen Schlaf und wälzt sich wohlig darin; du aber entreiße ihn seinem Glück und wirf' ihn hinaus, damit er werde.« Alexander lächelt und fragt: »Ist die Transplantation etwas wie das Nordlicht? Ich habe Ihnen ja gesagt, ich will mich darauf vorbereiten.«

Ich weiß nicht, ob sie so etwas ist wie das Nordlicht.

Sie kann etwas Triviales sein, aber auch vielleicht etwas Wunderbares.

Es wird davon abhängen, wie er sie annehmen kann. Ich frage ihn. Er sagt, damit habe er keine Probleme. Ich lasse ihn ein Bild malen zu dem Thema: Ein großes Geschenk annehmen.

Alexander zeichnet mit Bleistift einen Menschen, der etwas wie eine riesige Kugel mit seinen dünnen Armen einen Berg hinabträgt. Es ist, als reiße ihn die große Kugel in die Tiefe. Alexander ist überrascht, als er seine Zeichnung anschaut. »Ich wollte einen leichtfüßigen Menschen machen, der gut mit etwas Großem zurechtkommt, nun sieht es eher aus, als ziehe es ihn in einen Abgrund.« Nach einer Weile sagt er: »Ich habe soviel bekommen in meinem Leben, es bedrückt mich. Eigentlich nehme ich oft, ohne es überhaupt wahrzunehmen, das heißt, ich bedanke mich schon, aber ich spüre es nicht. Es ist furchtbar, so sehr der Nehmende zu sein.« Und nach einer Weile: »Das Schlimme ist, daß ich manchmal gar nichts mehr richtig spüre. Ich sehe den, der mir etwas' gibt, nicht. Ich sehe das Geschenk nicht richtig, und irgendwie ist es, als hätte ich nichts bekommen. Und doch belastet mich alles zusammen offenbar so sehr, daß es mich niederzieht, wie diesen Menschen auf meinem Bild. Was soll ich auch tun?«

Geschenke sind immer eine freie Gabe, man kann sie nicht verdienen. Sie verlieren ihren Wert, wenn wir versuchen, uns zu revanchieren. Die einzige Möglichkeit, wie sie den Wert der freien Gabe behalten können und den Beschenkten freimachen, ist dessen Dankbarkeit, denn sonst wäre es einfach nur ein Tausch. Da aber Geschenke, die man wirklich annimmt, reich machen, ist man imstande, als Reicher weiterzuschenken, nicht: zurückzuschenken.

Das Thema des Gebens und des Nehmens spielte immer wieder einmal eine Rolle in unseren Gesprächen. Viele Stunden verbrachten wir mit Themen, die Alexanders Familie und sein bisheriges Leben betrafen. Ich möchte das hier nicht vertiefen, aber es ist wichtig zu wissen, wer man ist, wenn eine große Veränderung bevorsteht.

Ein Widerstand, sich mit seiner Geschichte zu befassen, resultierte aus Alexanders unbewußtem schlechten Gewissen, durch die Aufmerksamkeit, die er brauchte, dazu beigetragen zu haben, daß die Eltern vielleicht zu wenig Zeit und Aufmerksamkeit füreinander hatten und daß seine Geschwister notwendigerweise zu kurz gekommen waren. Das ist ein Problem aller chronisch kranken Menschen, die in hohem Maße von der Fürsorge ihrer Familie, besonders der Mutter abhängig sind. Aber im Leben kommt es vielleicht weniger auf Gerechtigkeit an als darauf, daß jeder sein Schicksal hat. Alexanders Schicksal ist es, ein kranker Mensch zu sein und Hilfe zu brauchen. Das Schicksal von Alexanders Geschwistern ist es, zwar gesund zu sein, aber auf manche Zuwendung und Aufmerksamkeit verzichten zu müssen. Das Schicksal von Alexanders Mutter ist, immer mit dem Gefühl zu leben, sich zwar verausgabt zu haben, aber immer jemandem etwas schuldig geblieben zu sein. Und das Schicksal von Alexanders Vater ist es wohl, daß zwischen ihm und seiner Frau immer ihr kranker Sohn gestanden hat. Es geht also nicht um Schuld. Solange Alexander sich schuldig fühlte oder Schuld zuwies, konnte er nicht spüren, welche tiefe Schicksalsgemeinschaft seine Familie verband und daß jeder auf seine Weise versuchen mußte, darin sein Leben zu formen.

Alexander wurde immer wieder einmal entlassen, aber sein Zustand verschlechterte sich. Die Angst wuchs, es nicht mehr zu schaffen. Das Lauschen auf den Europieper, das Hoffen bei Nebel oder Glatteis, band die Aufmerksamkeit und machte ihm ein schlechtes Gewissen. Die Verbindung von Tod und Leben war unübersehbar. Wenn Alexander leben wollte, mußte jemand sterben, der ihm die Organe überlassen konnte. Das Thema stand zwar im Raum, aber was hatte der Tod dieses Menschen mit ihm zu tun? Er starb unabhängig von Alexander, und er würde nie etwas von ihm erfahren.

Alexander hatte schon Pläne für die Zeit danach gemacht. Das »danach« war das Ziel, es leuchtete, trug ihn durch die dunklen Zeiten des Wartens, wenn das Leben immer unerträglicher wurde.

Er las nicht mehr, es war, als friere er sich ein, um zu überleben. Das Leben war ein Frondienst zum Überleben. Wenn das alles umsonst wäre! Wenn Alexander sterben würde, ohne sein Leben bewußt zu Ende gelebt zu haben! Wenn er alles auf diese Karte gesetzt hätte, die schließlich vielleicht kein Treffer war? Er hätte all die Tage mit überflüssiger Arbeit vertan!

Alexander war zusammengebrochen. Seine Mutter hatte ihn im Rollstuhl in den Garten gefahren. Als sie mit ihm zurück auf die Station fuhr, kippte er plötzlich vornüber. Er war kollabiert. Er blieb bewußtlos. Alle waren bedrückt.

Alexander lag sehr blaß in seinem Bett, während eine hohe Dosis Sauerstoff in seine Nase zischte. Seine Lippen und Fingernägel waren blau. Seine dunklen Augenbrauen unterteilten sein weißes Gesicht, das auf einmal entspannt aussah, wie das eines Kindes. Nichts von dem energischen jungen Mann, den ich kannte, war mehr an ihm. Hatte er aufgegeben?

Ich spürte auf einmal, wie ich anfing zu kämpfen, wie sich etwas in mir gewandelt hatte. Er sollte durchhalten, einen Tag, eine Woche, einen Monat! Er konnte doch nicht aufgeben!

Ich war mit Widerstand seinen Weg mitgegangen. Ich hatte mich immer mehr auf die Thematik mit ihm eingelassen. Ich hatte gemerkt, daß wir nur in die eine oder die andere Richtung gehen konnten, entweder Sterbebegleitung oder Transplantationsbegleitung – zwei entgegengesetzte Wege. Wenn wir auf der falschen Fährte waren, war alles umsonst. Die Haltung der Transplantationsbegleitung war Arbeit und Durchhalten, die Haltung der Sterbebegleitung wäre Leben im Augenblick, ständiges Abschiednehmen und Loslassen gewesen. Das ist eine konträre Dynamik. Sein Sterben würde eine herbe Enttäuschung, ein Fiasko sein.

Ich konnte mich nicht damit abfinden, ich ging mit seinen Eltern auf die Seite der Hoffnung. Wir übernahmen sie, während er schlief, in einem tiefen komatösen Schlaf. Ich ertappte mich dabei, daß ich mit geballten Fäusten herumlief. Wenn ich andere Patienten begrüßte, mußte ich sie erst aufmachen.

Nach einer Woche kam Alexander wieder zu sich. Er sah aus wie ein Kind, das lange geschlafen hat. Es grenzte an ein Wunder, daß er in der Zwischenzeit nicht an dem Schleim in der Lunge erstickt war, der eigentlich mehrmals pro Tag abgehustet werden mußte. Er hatte Wasser in den Beinen, war unterversorgt mit Sauerstoff, aber zufrieden.

Er sagte, einige Male sei er aufgewacht, ohne daß er sich habe regen können, jedesmal mit dem wunderbaren Gefühl, zu schlafen und sich so auf die große Aufgabe vorzubereiten.

Auf einmal breitete sich in mir eine tiefe Überzeugung aus, Alexander werde es schaffen!!

Am 4. Dezember um 22.30 Uhr klingelte es bei mir Sturm. Ich erschrak, es waren die Eltern von Alexander. Wie glückliche, übermütige Kinder stürzten sie die Treppe hoch. »Es ist soweit!« riefen sie und umarmten mich. Alexander war im OP. Sie hatten versucht, mich zu erreichen, aber ich war nicht dagewesen. Ein Angebot war gekommen. Alexander war noch einmal untersucht worden, dann bekam er ein Bad, die Körperhaare wurden abrasiert. Er wurde desinfiziert und wurde hinübergefahren in die Chirurgie. Er mußte dann noch eine Stunde warten, bis die Explanteure die Spenderorgane begutachtet hatten und grünes Licht nach Hannover gefunkt hatten. Bis zum OP hatten ihn die Eltern begleiten können, dann waren sie zu mir gefahren. Jetzt saßen sie da und erzählten alles immer noch einmal wieder in allen Einzelheiten. Sie lachten, und wir tranken ein Glas Wein zusammen, sprachen über Alexander und trugen alles zusammen, was uns zu ihm einfiel, und wünschten aus tiefstem Herzen, es möge alles gutgehen.

Wir waren so erleichtert, daß Alexander nicht umsonst hatte warten müssen. Und wir teilten soviel Freude miteinander, daß alle Zweifel und Fragen wie weggeblasen waren. Wir konnten alle drei nicht schlafen in dieser Nacht. Gegen fünf Uhr morgens riefen sie aus der Klinik an. Alexander hatte es überstanden.

Am zweiten Tag nach der Transplantation konnte ich durch einen Türspalt auf der Intensivstation gucken. Alexander lag auf einem hohen Bett im hellen Licht, umgeben von Apparaten, die verschiedenste Geräusche machten, betreut von einer bis auf die Augen in grüne Sachen vermummten Schwester. Er war intubiert. In seinem Brustkorb waren vier Drainageschläuche für das Wundwasser. Ein Schnitt vom Hals bis zum Nabel war mit einem dünnen Pflaster überklebt, sonst sah er zumindest von ferne unverletzt aus. Die Schwester fragte: »Wer sind Sie?« Als ich es ihr sagte, winkte sie mich heraus. »Keine Störung«, sagte sie abwesend. War Alexander bei Bewußtsein? Und wenn, wie mochte es ihm gehen? Wie fühlte es sich an, so funktionalisiert zu sein, nicht einmal selber atmen zu können? Hatte er Schmerzen? Hatte er Angst? Wie war ihm in der permanenten Helligkeit, die um ihn herrschte, unter der ständigen Kontrolle von Apparaten und vermummten Menschen zumute? Es gelang mir nicht während der Zeit, in der Alexander auf der Intensivstation lag, Kontakt mit ihm aufzunehmen. Sterilität war oberstes Gebot, ich war wie eine gefährliche und lästige Störung. Wie Alexander mir später erzählte, war die Zeit, in der er intubiert war, die schlimmste. Der Hals schmerzte, er konnte nicht sprechen, und er litt darunter, einen fremden Atemrhythmus, auf den er keinen Einfluß hatte, aufgezwungen zu bekommen. Man hatte ihm einen Stift und Papier gegeben. Er war sehr schwach, aber er schrieb. Er hoffte auf den Augenblick des Extubierens. Als es dann soweit war, am dritten Tag, war seine Atemmuskulatur so geschwächt, daß er es allein nicht schaffte, er mußte erneut intubiert werden.

Eine maßlose Enttäuschung für ihn. Aber war auch seine Muskulatur nicht trainiert, so war es doch sein Wille, der ihn hatte durchhalten lassen. Mit Hilfe dieses eisernen Willens schaffte er es beim zweiten Extubieren.

Es war eine unsägliche Anstrengung für ihn, diese ersten Atemzüge selbständig zu tun. Das hatte er sich anders vorgestellt. Statt Wohltat und Erleichterung verspüren zu dürfen, war es noch schwerere Arbeit als zuvor. Gott sei Dank blieb es nicht so. Das Atmen wurde leichter, und seine Lippen und seine Fingernägel färbten sich rosa. Die

Zeit auf der Intensivstation war anstrengend. Ständig wurde etwas kontrolliert, wurde Blut abgenommen oder wurden durch den Zentralkatheter in der Hauptschlagader Medikamente gespritzt. Er wurde massiert, abgeklopft, mußte schon am dritten Tag aufstehen, um seine Muskeln wieder zu trainieren und den Kreislauf in Schwung zu bringen. Alles war unsäglich anstrengend. Außer seinen Eltern durfte ihn niemand besuchen. Er war total isoliert.

Nach acht Tagen schon wurde er auf die Kinderklinikstation zurückverlegt, weil das Zimmer dringend gebraucht wurde. Unsere Schwestern waren entsetzt, sie waren für die Versorgung unter Intensivstationsbedingungen nicht ausgebildet und litten unter der großen Verantwortung. Vor Angst wurde alles noch anstrengender.

Niemand durfte Alexander sehen, außer den Schwestern und Ärzten. Unser Kontakt war mit einmal total unterbrochen. Brauchte er mich vielleicht? Ich hätte ihn gern gefragt, aber der Chefarzt verbot es vehement. Im Augenblick sei nichts wichtiger als die Medizin; in einigen Wochen sei immer noch Zeit genug. Risiken könne man in keinem Fall eingehen. Normalerweise kämpfe ich um das, was mir wichtig ist, aber auch ich war verunsichert und unterwarf mich schließlich dem obersten Gebot, dem der Sterilität. Ich war auf einmal zur Gefahr geworden. Drei Wochen nach der Transplantation sprach mich Alexanders Arzt an. Es gebe ein Compliance-Problem.

Alexander wollte nicht mehr essen. Er machte bei der Krankengymnastik nicht mehr mit. »Er ließ sich hängen!« Ich wurde gefragt, ob ich es sinnvoll fände, Psychopharmaka zu geben. Dreimal bestand ich darauf, Alexander zu sehen. Ich wollte ihn fragen, ob er mich brauche. Ich war erschrocken, als ich ihn sah. Seine Lip-

116

pen waren nicht mehr blau, aber seine dunklen Augen waren ausdruckslos. Sein Gesicht glich einer Maske. Ich fragte ihn, ob ich einen Augenblick bleiben könne.

Ich hörte ihn sagen: »Wenn Sie wollen.« Ich war unsicher, ob er mich in meiner Verpackung erkannte. Er sagte genauso tonlos: »Natürlich erkenne ich Sie.« Ich war betroffen, wir hatten viel miteinander durchgestanden. Ich hatte um Alexander gebangt, gelitten und war sehr froh gewesen, als er sein Ziel erreicht hatte. Jetzt standen wir uns gegenüber, als sei eine dicke Mauer zwischen uns. Es mußte Alexander sehr schlecht gehen. Die Schwester huschte hin und her, las überall die Ergebnisse ab, trug sie alle fünf Minuten erneut ein, nahm Blut ab, reichte es hinaus zur Untersuchung, kontrollierte den Herzkatheter und spritzte Medikamente. Unglaublich, wie viele Funktionen eines Körpers man kontrollieren kann! Alexander war zu einem total überwachten Apparat geworden. Das Interesse aller, die in diese Aura traten, wurde fixiert auf diese Kontrolle. Eine gespannte Aufmerksamkeit verschluckte alle anderen Impulse. Ich schwitzte unter meiner Verpackung, war gepeinigt durch den ekelhaften Geruch des Mundschutzes und der Gummihandschuhe, in denen meine Hände schwitzten. Ich stand herum, hatte keine Funktion, war irgendwie störend. Wie sollte ich hier mit Alexander ein Gespräch führen? Ich fragte ihn, ob er niemals allein sei. Alexander schüttelte den Kopf. Ich fragte: »Ist das in Ordnung?« Alexander nickte. Ich fragte ihn, wie es ihm gehe. Ich fühlte mich sehr verunsichert. Alexander sagte: »Gut.«

Ich drehte den Sessel, in dem Alexander saß, so, daß er nicht auf die Monitoren sehen konnte. Er wehrte sich leicht. Ich setzte mich ihm gegenüber auf einen Hocker und nahm seine Hand. Es war schrecklich, ihn mit diesen Gummihandschuhen anzufassen, und mir wurde bewußt, daß er von mir nicht mehr als die Augen sah.

Ich fing an, gegen seine, aber auch meine Lethargie, die sich schleichend in mir ausbreitete, anzureden. Ich zwang Alexander, aus dieser bedrückenden Enge in die Zukunft zu phantasieren. Alexander sagte matt, er sehe nichts, er habe alle Kraft bis hierher verbraucht, um durchzuhalten. Er habe geglaubt, daß er glücklich sein würde. Alle um Alexander herum waren begeistert über seine Erfolge.

Die anderen waren glücklich, und das sei eine furchtbare Diskrepanz zu dieser nebelhaften, alles verschluckenden Schwere, die er in sich spüre. Ich sagte ihm, daß es mir ähnlich gehe. Für einen winzigen Augenblick glimmte Leben in Alexanders Augen auf. Ich bat ihn zu sagen, was er sich jemals gewünscht hatte. Er schüttelte resigniert den Kopf. Ich bat ihn, Worte zu sagen, irgendwelche, die ihm in den Sinn kamen. »Was soll das?« fragte er. Aber dann ließ er sie langsam aus sich heraustropfen, wie aus einer fast versiegten Quelle. Sie waren klanglos, unbeteiligt... »Elefant«, sagte er schließlich, und ein leises Lächeln ging über sein Gesicht. »Elefant, Elefant«, Alexander lauschte auf dieses Wort. »Schlafender Elefant« – »Kleiner schlafender Elefant«. Ich wußte nicht, was das bedeutete, aber diese Worte zauberten von irgendwoher Leben in ihn. »Kleiner, weißer, glatter Porzellanelefant«, sagte er und atmete tief durch. »Das ist Kindheit, das ist Glück, das ist Geburtstag«, sagte er versonnen. »Ich bin wiedergeboren worden! ... Ich muß wiedergeboren werden!« sagte er lächelnd. Ich sang: »Viel Glück und viel Segen auf all' deinen Wegen...« Die Schwester schüttelte den Kopf. Mir wurde bewußt, wie komisch das wohl war, aber Alexander ging es besser. Hatte er sich an eine

118

glückliche Episode aus der Kindheit erinnert? War ihm bewußt geworden, daß er neu geboren worden war? War das Hoffnung, aus welchen Gründen auch immer? Alexander machte wieder mit, und es ging ihm sehr schnell besser. Ich fragte ihn bei einem späteren Besuch, ob er gewollt hätte, das ich früher gekommen wäre? Er schüttelte den Kopf. Er sagte, er habe nicht gewußt, was er wollte. Er hatte nur Angst vor Komplikationen oder Infektionen. Das war das zentrale Thema.

Alexander blieb vier Wochen in der Klinik, dann wurde er entlassen und mußte zunächst wöchentlich, später 14tägig und danach monatlich ambulant zur Bronchoskopie kommen und zur Biopsie. Bei der Bronchoskopie wurde ein Schlauch, an dessen Ende ein winziger Photoapparat war, durch die Nase in die Bronchien geschoben. Die Fahrt konnte man auf einem Bildschirm beobachten. Ziel war es, Entzündungen, Verengungen und Ablagerungen oder festgesetzten Schleim in den Bronchien zu entdecken, um Komplikationen zu verhindern.

Bei der Biopsie wurde durch die Halsschlagader ein Schlauch bis zum Herzen geführt, an dessen Ende eine kleine Zange sitzt, mittels derer man ein Stück Gewebe entnehmen kann. Die Mediziner können durch diese Untersuchung feststellen, ob eine Abstoßung das Gewebe bedroht.

Ich begleitete Alexander zur Bronchoskopie und Biopsie. Er hatte eine leichte Beruhigungsspritze bekommen und lag auf einer Art Liegestuhl. Ein Spray wurde in seine Nase gespritzt, das einerseits die Schleimhäute abschwellen läßt, sie aber auch leicht anästhesieren sollte. Der Anfang war trotzdem unangenehm. Die Ärztin sprach mit ihm und erklärte alles, was sie tat. Ich war aufgeregt, den Weg durch Alexanders Bronchien auf dem

Monitor mitzuerleben. Wenn die Kamera stockte, stockte auch mein Herz, vor Angst, sie hätte etwas Unheilvolles sichtbar gemacht. Die Ärzte beobachteten alles genau und aufmerksam. Während der Bronchoskopie sprachen sie nichts außer: »Noch einmal zurück – tiefer – ein Stück vor –.« Manchmal verweilten sie. Wie mochte das für Alexander sein?

Als der Monitor Alexanders schlagendes Herz zeigte, in das die Zange eindrang und ein kleines Stück abzwackte, nahm ich seine Hand. Sie war kalt, aber keine Bewegung zeigte sich in seinem Gesicht. »Sie bekommen Bescheid, wenn etwas ist«, sagte der Arzt freundlich. Alexander erhob sich, und wir gingen zur nächsten Untersuchung. Es folgten Stunden des Wartens, gefüllt von diffuser Angst, die wir teilten. Ich fragte ihn: »Wie halten Sie das aus?« »Irgendwie«, sagte er, »so ist das eben.«

Mit wieviel Herausforderungen er fertig werden mußte! Mir fiel Siegfried ein. Das, was ihn unverletzbar gemacht hatte, waren vielleicht die vielen überstandenen Erfahrungen. Wo mochte die Stelle sein, an der Alexander verletzbar war?

Alexander ist erst eine Weile in Düsseldorf und in München gewesen.

Für die Kontrollen kam er regelmäßig nach Hannover. Dann sahen wir uns und sprachen über die Erfahrungen, die er in der Zwischenzeit gesammelt hatte.

Da er der erste transplantierte Mukoviszidose-Patient war, kamen Journalisten und interviewten ihn. Auch das Fernsehen interessierte sich für ihn. Er war mit einem Mal aus seiner Isolierung, die die schwere Krankheit ihm abverlangt hatte, ins Rampenlicht gelangt. Sein Leben hatte sich in kürzester Zeit radikal verändert: Er machte eine Ausstellung seiner Photos, organisierte ei-

120

ne Tagung für Patienten, die an einer Transplantation interessiert waren, fing an zu studieren und begann gleichzeitig eine therapeutische Ausbildung zu machen. Er ging auf Partys, fuhr von einer Stadt in die andere, ging zum Fußball und trainierte seinen Körper mit Waldläufen.

Er schlief wenig, der Hunger nach Leben war groß. Es schien, als habe er Angst, etwas zu verpassen. Manchmal war er leichtsinnig, schützte sich nicht genug. Dann gab es erhobene Zeigefinger. Es wurde deutlich, daß Alexander nicht einfach nur eine Privatperson war, sondern auch die Nummer 1 einer neu ins Leben gerufenen Erfolgsliste. Das war am auffälligsten zu spüren, als er sich einen Infekt eingehandelt hatte. Auf der Intensivstation reagierten die Schwestern wie enttäuschte Mütter, die sich möglicherweise soviel Mühe umsonst gemacht hatten und ihm mit Liebesentzug drohten.

War es besser, er lebte vorsichtig und vernünftig wie vorher und tat, was man von ihm erwartete?

Oder war es besser, er gab seinem Hunger nach Leben nach, überforderte sich, brachte sich möglicherweise in Gefahr, aber genoß sein Leben? Hielt ihn das nicht vielleicht sogar gesünder als ein kontrolliertes Leben?

Genoß Alexander sein Leben, oder war es auch schwer, mit diesem totalen Umbruch umzugehen und den tausendfachen Versuchungen auf verschiedenen Ebenen zu widerstehen? Was war gut? Wo war es wichtig, bis an die Grenze zu gehen, und wo hatte er sie zu seinem Schaden überschritten?

Diese Fragen beschäftigten uns in unseren Gesprächen. Auch in der Familie hatte eine Umstrukturierung stattgefunden. Die Nöte der Geschwister konnten endlich Ausdruck finden, und Alexander hatte die Möglichkeit, sich aktiv helfend für sie einzusetzen. Es entstanden völlig neue Beziehungen zu ihnen. Die Eltern bekamen vielleicht zum erstenmal seit sehr vielen Jahren Raum für eine Beziehung, in deren Mittelpunkt nicht nur die Sorge um die Kinder stand. Sehr viel war in Bewegung geraten.

Eines Tages kam Alexander zu mir und erzählte mir von einem Unfall, den er auf der Autobahn verursacht hatte. Gott sei Dank war es nur ein Blechschaden, aber es hätte schlimm ausgehen können. Er hatte großes Glück gehabt. Ich erschrak, rechnete es aber seiner Unerfahrenheit und Jugend zu.

Als er kurze Zeit darauf wieder einen Unfall verursacht hatte, und zwar wegen überhöhter Geschwindigkeit, spürte ich Wut auf ihn. Ich war fassungslos, als er erzählte, welch riskantes und irrwitziges Überholmanöver er gestartet hatte. Er war erst gegen einen Laster und dann gegen die Leitplanke geknallt. Das Auto hatte Feuer gefangen. »Da die Türen verklemmt waren«, erzählte er ganz kühl, »habe ich mit meinem Schuh das hintere Fenster eingeschlagen und bin ausgestiegen.« Er war wieder unverletzt.

Ein Unfallwagen wollte ihn mitnehmen, weil man dachte, er sei im Schock. »Aber ich hatte keinen Schock«, sagte er. Ich wunderte mich. Auch jetzt, wo er es mir erzählte, war deutlich zu spüren, er sprach davon, als ginge es ihn nichts an. Ich fragte ihn, ob er nicht Angst oder sonst etwas gespürt habe bei seinem Überholmanöver, oder später?

»Nein«, sagte er nüchtern, »ich mußte einfach nur so schnell fahren, und beim ersten Mal platzten beim Bremsen die Reifen.«

Mir fiel ein, daß Alexander die Organe eines jungen Motorradfahrers bekommen hatte. Wir wußten es beide per Zufall. Ob es da einen Zusammenhang gab?

Wollte Alexander vielleicht unbewußt das Schicksal des

Spenders wiederholen vor dem Hintergrund eines Unsterblichkeitswahnes?

Oder gab es unbewußte Todesphantasien in ihm? Gibt es vielleicht Informationen, die in den Zellen der Organe gespeichert sind? Wurde er vielleicht doch nicht fertig mit diesem großen Geschenk und versuchte es loszuwerden um den Preis seines Lebens?

Diese Fragen bewegten meine Gedanken. Es verging eine Woche, bevor ich sie ihm stellte. Alexander erschrak. Er sagte, er wisse nicht, was mit ihm los sei. Irgend etwas sei anders, sei ihm unverständlich. Es ängstigte ihn auf einmal, daß der Verlust seiner Angst ihn Gefahren nicht mehr früh genug wahrnehmen ließ.

Alexanders Arzt erklärte mir später, daß bei der Herz-Lungen-Transplantation die Nervenbahnen zwischen Herz und Hirn durchtrennt werden und auch nicht wieder zusammenwachsen. Das bedeutet, daß das Gehirn wohl die Gefahr erkennt, aber keine Impulse an das Herz weitergeben kann. Wenn sich Alexander anstrengt, wie es zum Beispiel beim schnellen Laufen der Fall ist, wird das Herz zunächst seinen normalen Rhythmus beibehalten und nicht gleich schneller schlagen, um den gesteigerten Grundbedarf im Körper zu decken. Sondern erst über andere Wege erhält das Herz Informationen, schneller zu schlagen. So ist es auch bei Gefahr. Offenbar drückt sich unsere Angst durch ein schneller schlagendes Herz aus. Fällt das weg, fehlt uns ein wichtiges Signal.

Welche psychologische Komponente in diesem Fall auch noch eine Rolle spielen mag, darauf möchte ich an einer anderen Stelle eingehen.

Im Dezember 1992 lebt Alexander seit vier Jahren mit seinen Organen. Es gab Einbrüche, aber er erholte sich immer wieder schnell. Es wachsen ihm z. B. in kurzer Zeit immer wieder Polypen in der Nase nach, die seine Atmung behindern und dann operiert werden müssen. Ihr schnelles Wachstum hängt mit den Medikamenten zusammen, die er bekommt.

Mehrmals mußte die Stenose, eine Verengung, die sich an der Nahtstelle gebildet hatte, wo die alte an die neue Luftröhre genäht worden war, geweitet werden. Alexander ertrug alles mit erstaunlichem Gleichmut. Er war leidgeprüft, und gemessen an dem, was er vorher durchgestanden hatte, war es leichter zu ertragen, weil hinterher immer eine bessere Perspektive in Aussicht stand.

Sein Körpergefühl hat sich verändert. Hatte ich mich in den ersten zwei Jahren nach der Transplantation oft über seinen Gleichmut gewundert, mit dem er auch schmerzhafte Untersuchungen hinnahm, so erlebt er inzwischen eine Biopsie durchaus als etwas Bedrohliches. Er empfindet Schmerzen stärker. Wenn z. B. eine Kanüle in die Vene eingeführt wird, spürt er, wie »sein« Herz mit Extrasystolen erschreckt reagiert, wenn sich die kleine Zange nähert, und erlebt das Abzwacken von Herzgewebe – das nicht wehtut – als verletzenden Eingriff, gegen den er sich wehren möchte. Die neuen Organe sind offenbar zu seinen geworden! Er hat seinen Körper in Besitz genommen.

Alexander hat in den vier Jahren seit der Transplantation unglaublich viel gemacht: Er studiert, macht eine therapeutische Ausbildung, verdient sich mit Nachtwachen in der Klinik Geld, besucht Patienten, die sich auf eine Transplantation vorbereiten oder transplantiert wurden. Er macht Interviews in Presse, Rundfunk und Fernsehen. Er treibt Sport und macht Reisen. Sein Leben ist randvoll.

Susan

Ich möchte die Transplantationsgeschichte von Susan neben die von Alexander setzen. Susan und Alexander sind sehr unterschiedliche Menschen, entsprechend unterschiedlich verliefen ihre Transplantationsgeschichten. Ich möchte sie verstanden wissen als zwei exemplarische Beispiele, die deutlich machen, wie unterschiedlich jeder Mensch das, was ihm begegnet, erlebt und verarbeitet.

Auch Susan kannte ich vor ihrer Transplantation einige Jahre. Sie litt seit ihrem fünften Lebensjahr an einer schweren Lungenkrankheit. Susan hatte viel Angst und große gesundheitliche Einbrüche und Tiefen erlebt. Deshalb war sie immer wieder gezwungen gewesen, hohe Cortisongaben zu nehmen, die sie in ihrem Aussehen stark veränderten, worunter sie litt. Sie hatte so lange wie möglich bis zur elften Klasse das Gymnasium besucht und bekam im letzten Jahr Hausunterricht. Auch sie war schließlich Tag und Nacht vom Sauerstoff abhängig. Der Arzt hatte mit ihr und einer anderen Patientin die Herz-Lungen-Transplantation angesprochen. Beide waren, obwohl es ihnen sehr schlecht ging, sehr aufgedreht. Es wurden schon Pläne für einen gemeinsamen Urlaub geschmiedet. Damit übersprangen sie die Schrecken, die mit dieser Ankündigung verbunden waren. Kurze Zeit darauf starb die Freundin. Ohne sie war die gemeinsame Zukunft zusammengebrochen. Welche Basis hatte die Entscheidung jetzt? Susan war tief betroffen und trauerte sehr um ihre Freundin.

Als ich sie in einer Stunde fragte, wie es ihr mit ihrem Entschluß gehe, antwortete sie: »Ich bin offen für alles, was kommt. Wie eine Blume.« Ich ließ sie diese Blume malen und war erstaunt, weil sie auf mich eher wie ein

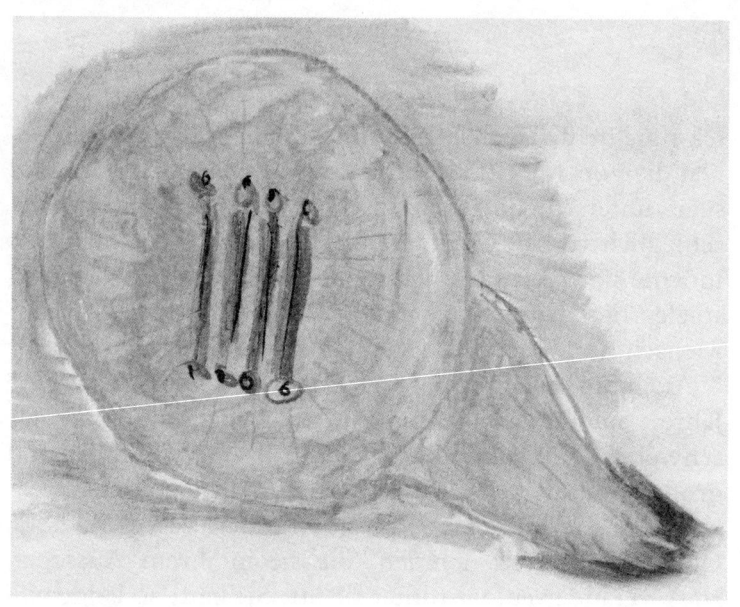

Schild wirkte, und die Staubgefäße sahen aus wie ein Gitter, das das Innerste der Blume schützte. Ich bat Susan, es noch einmal anzuschauen. Auch sie war auf einmal betroffen. »Ich bin ja gar nicht offen«, sagte sie. »Ich glaube, ich habe meine Angst übersprungen, es macht mir auch ganz viel aus zu leben, wenn meine Freundin nicht mehr lebt. Ich habe eine Chance, die sie nicht hatte, ich muß mir noch mal Zeit nehmen für meine Entscheidung«, sagte sie.

Susan wollte am nächsten Tag ihrem Arzt sagen, daß sie noch einmal zurücktreten müsse, um sich klarer zu werden über das, was sie wirklich wollte!

In dieser Nacht kam überraschend ein Organangebot. Susan schrie: »Nein!« Ihre Eltern hielten es für Angst – Susan regte sich immer schnell auf. Sie brachten sie in die Klinik, und das Transplantationsprozedere rollte mit der inzwischen erstarrten Susan ab. Alles ging gut. Susan machte schnell Fortschritte, ging am dritten Tag ihre ersten Schritte, saß am fünften Tag lebhaft schwatzend im Bett, erklomm am siebten Tag die ersten Treppenstufen. Alles schien noch erfolgreicher als bei Alexander. Am achten Tag bekam sie plötzlich einen Aortenabriß. Sie sagte später, eine ungeheure Ruhe sei über sie gekommen und ein tiefes Glück, daß nun alles vorbei sei, während man sie blitzschnell in den OP brachte und erneut operierte. Die Operation dauerte acht Stunden. Mit einem Teil ihres Bauchmuskels wurde die Aorta geflickt. Innerhalb von acht Tagen wurden ihr zwei große Operationen zugemutet. Das erstemal hatte keiner ihr »Nein« ernst genommen. Das zweitemal hatte niemand ihr Glück darüber, daß nun alles vorbei sei, bemerkt. Sagen konnte sie ja nichts mehr. Sie war überrollt worden von Entscheidungen, die andere für sie getroffen hatten, auch treffen mußten, wenn sie am Leben bleiben sollte. Aber wollte sie denn leben? – Das stand nie zur Debatte. Ihr ohnehin schon geschwächter Körper war in einem bedrohlichen Zustand. Sieben Wochen verbrachte sie auf der Intensivstation. Viele Komplikationen tauchten auf. Kaum hatte man die eine in den Griff bekommen, ergab sich ein neues Problem. Kopfschüttelnd und besorgt standen die Ärzte um ihr Bett herum, tauschten Ergebnisse aus, sprachen über Komplikationen, die noch auftauchen könnten. Dieses geschah, ohne mit der jungen Frau zu sprechen, um die es doch ging. Um sie, die vorher Hoffnungen gehabt hatte, wie eine normale junge Frau endlich einmal schwimmen zu gehen oder in Urlaub zu fahren, vielleicht mit einem Freund, teilzuhaben am Leben der Gleichaltrigen, von dem sie so lange ausgeschlossen gewesen war!

Jetzt lag sie hier zwischen all den Vermummten fast nackt, konnte jederzeit ungefragt zu ihrem Besten aufgedeckt werden. Der durch die Naht und Drainageschläuche verletzte Körper war jedem, der sie anblicken wollte, preisgegeben. Ihr zweifach geöffnetes Brustbein war verformt, die Naht heilte nicht richtig, der Körper war aufgedunsen vom Cortison. Ich sah, wie sie erstarrte vor Scham, wie es fast den Eindruck machte, als steige sie phasenweise aus diesem zerstörten Körper aus. Mir war, als sage sie sich von ihm los, wenn der junge Arzt mit dem Sonogerät immer wieder über ihre Brust fuhr, um das Herz auf dem Bildschirm zu sehen, das fremde, das in ihrem Körper schlug. Ihr Körper war aber nicht nur von außen allen Blicken preisgegeben, sondern auch sein Inneres wurde beliebig sichtbar gemacht. Die Körpergrenzen, mit denen wir uns identifizieren, die uns Gestalt geben, waren vielfach durchbrochen. Selbst wenn es um unsere eigenen Organe geht, sind wir irritiert. Wenn wir sie auf einmal sehen, sind sie unseren Blicken fremd. Wir kennen sie höchstens als Körpergefühl, aber das, was da dem besonderen Interesse entsprach, waren ja nicht ihre, es waren die fremden Organe.

Obwohl ich die Ärzte und Schwestern bat, mit ihr und nicht über sie hinweg zu sprechen, passierte gerade das immer wieder, um so mehr, je bedrohter ihre Situation war. Oft stellte ich mich dazwischen und nahm ihre Hand in meine gummibehandschuhte Hand. Oder ich streichelte ihr Gesicht, aber manchmal wußte ich nicht, ob es nicht besser war, sie sich mit ihrem »Ich« zurückziehen zu lassen. Es war vielleicht nur so für sie möglich, die Verobjektivierung, die mit ihr geschah, zu ertragen. Wenn ich ihr Gesicht streichelte, fühlte ich, wie es zuckte und bebte vor Anstrengung, die Situation zu überstehen. Alle hatten Interesse an ihr und taten alles zu ihrem Funktionieren, aber es ging ihnen nicht um die junge Susan, die lächelte oder deren Augen aufmerksam, traurig, ängstlich, erwartungsvoll oder sonstwie schauten. Niemand bemerkte ihre Hände, die mit ständigem Zittern und ihrer Kälte eine Botschaft zu vermitteln suchten: Nehmt mich, haltet mich fest, macht mir Mut, gebt mir die Zuwendung, die ich brauche, ... ich sterbe fast vor Angst.

Wenn alle wieder gegangen waren, war Susan entweder sehr niedergeschlagen oder total aufgedreht. Zwischen diesen Extremen schien sie sich immer mehr zu verlieren.

Einmal sagte sie: »Wer bin ich noch, es kann doch nicht sein, daß ich diese eklige Naht bin, die über meinen ganzen Körper geht, oder diese blöden Zahlen und Kurven, die sie ständig von mir aufzeichnen. Immer wieder machen sie mein Inneres sichtbar, vor dem mir graut. Sie interessieren sich hauptsächlich für mein Herz und meine Lunge. Aber das sind ja gar nicht meine Organe. Das bin ich nicht. Mich gibt es nicht mehr.« Sie malte ein Bild, auf dem keine Person mehr erkennbar ist, nur ein diffuses Gebilde mit dunklen Flecken wie Augen, und die Naht, ringsum verkabelt mit Apparaten, die die Körperfunktionen aufzeigen.

Nicht nur Susans Körper, auch ihre Seele signalisierte in extremer Weise Bedrohtheit. Ich streichelte Susan, fragte sie nach schönen Situationen in ihrer Kindheit. Sie konnte nur kurz bei einer Sache bleiben, und eine diffuse Erregung und Angst schienen alle anderen Gefühle zu schlucken und sprachen jeder Erinnerung die emotionale Bedeutung ab. Ihre Eltern waren da. Ihre arme Mutter bekam in der Hitze des Sommers unter der Verpackung der Intensivstations-Bekleidung eine schlimme Allergie, die ihr die Luft nahm.

Susans Gesicht war geschwollen, die Augen waren rot, als hätte sie pausenlos geweint. Sie tat es nicht, aber ihr

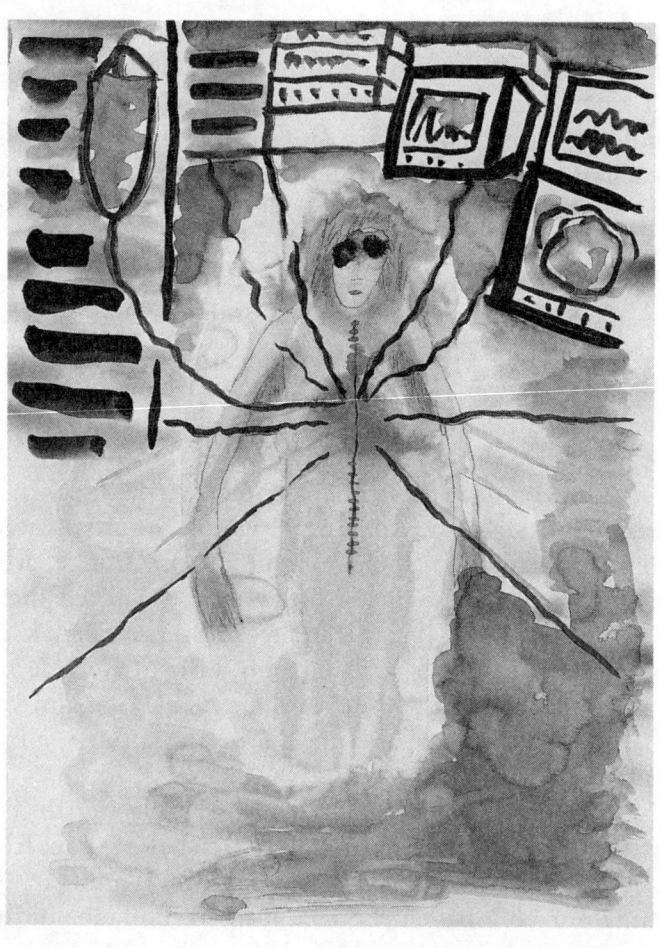

Körper reagierte mit entsprechenden Symptomen. Auch eine Schwester aus der Kinderklinik kümmerte sich intensiv um sie. Wir alle konnten nicht verhindern, daß ihre Persönlichkeit zusammenbrach. Eines Tages erzählte sie mir in panikartiger Angst von Entfremdungserscheinungen, die sie innen und außen, die Dinge und sich selbst nicht mehr auseinanderhalten ließen. Die Objekte um sie herum kippten in sie hinein, Perspektiven lösten sich auf, die Grenzen waren verwischt. Susans Glieder waren mitten im Sommer kalt. Wenn ich sie berührte, hatte ich das Gefühl, sie sei es nicht mehr. Ich rieb ihre Hände und Arme, ihre Füße und Beine, bis das Zittern, das zu ihr gehörte, wieder da war und sich ihre Glieder erwärmten.

Dabei summte ich ihr etwas vor. Später sprach ich über alles laut, was in mir vorging, wenn ich bei den Untersuchungen dabei war. Ich sagte z. B.: »Ich bin eine Frau, ich habe den Körper einer jungen Frau. Er fährt über meine Brust mit dem Sono, als sei es ein Stein, das tut mir weh. Ich bin noch so jung, und ich sehne mich danach, Freude zu wecken mit meinem Körper, ich möchte gesehen werden, aber er sieht mich nicht. Ich möchte ungeheuer weinen vor Unglück.«

Ich versuchte dem, was ich gespürt hatte, was sie verschluckt hatte, weil es doch kein Thema sein durfte, Ausdruck zu geben. Gefühle wurden zu legitimen Gefühlen, indem ich sie frei aussprach. So versuchte ich ihr die so weit verdrängten Gefühle wieder zu holen, damit sie sich in ihnen wiederfinden konnte. Wenn Susan weinte, weinte ich vor Glück, nicht über ihr Unglück, sondern weil sie wieder da war. Ich fing mit ihr Gespräche an, die tabu waren: über Tod, Geburt, über den Spender, über die neuen Organe. Alle meinten, es sei viel zu aufregend für sie, sie sei sowieso so labil. Sie brauche Schonung. Ja, sie hatten recht, der Schonung bedurfte sie dringend. Wenn es aber darum geht, daß jeden Augenblick ein Erdrutsch stattfinden kann, darf man nicht am Rand liegen bleiben, um sich auszuruhen. Die Erdrutschgefahr in ihrem Inneren entstand, weil die Wirklichkeit ihrer geistig seelischen Existenz so lange unter den Tisch gefallen war. Das existentielle Funktionieren ihres Körpers war ständig ein Thema; alles andere mußte dringend Raum finden.

Susan regte sich auf bei solchen wichtigen Dingen, aber sie erschien wieder, wurde wieder sichtbar. Sehr trauerte sie um ihre verlorenen Organe, blieb lange dabei, daß sie sich nicht richtig Zeit genommen hatte, wirklich eine Entscheidung zu treffen, ob sie leben oder sterben wollte. Ich sagte ihr, daß ihr Körper das dargestellt habe mit seinem Hin- und Herpendeln an der Grenze. Nun sehe es so aus, als habe sie sich zum Leben entschlossen. Leben bedeute jedoch auch, eine Identität als Mensch zu entwickeln, und die müsse sich ständig neu formen. Wer sich selbst bewahren will, muß sich immer wieder neu verlieren!

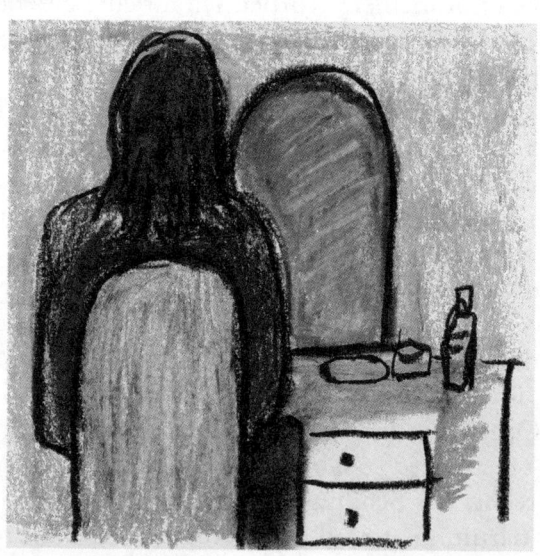

Krisen sind die großen Chancen für die Weiterentwicklung. Wenn alles durcheinandergeraten ist, hat man auch die große Chance, viel neu zu machen. Susan erzählte, daß sie, je weiter sie sich zerstört fühlte, um so heftiger an Altem festgehalten habe. Als erstes nach der Opera-

tion sei ihr eingefallen: »Ich bin so, wie ich immer war.«
Das habe sie sich immer wieder gesagt. Aber als sie eines
Tages in den Spiegel geschaut habe, war ihr gewesen, als
sehe sie sich nicht mehr. Das habe ein großes Grauen in
ihr ausgelöst. Sie malte das Bild, das ihr angst machte.
Man sieht eine junge Frau von hinten vor dem Spiegel.
Aber kein Abbild zeigt sich in ihm!

Das Selbstbild, das ihrem augenblicklichen Zustand
entsprach, war das eines jungen Mädchens mit herabhän-
genden Armen, dünnen Beinen und einem Kleid, durch
das das blutige Herz zu schimmern scheint. Das war Susans Realität: so schwach, so dünn, so kindlich, mit einem blutigen Herzen unter dem Hemd. Das war mehr als
nichts. Aber dieses Bild entsprach so überhaupt nicht Susans Idealbild von einer schlagfertigen, witzig-frechen
jungen Frau, die allen Paroli bot. Daß dahinter eine emp-
findsame, leicht zu kränkende Susan stand, die oft tage-
lang unter einer Beleidigung litt, wußte sie allerdings genau.

Das Thema »Spender« und alles, was damit zusam-
menhängt, war etwas, worüber sie lange nicht nachdenken mochte. Sobald es ihr besser ging, stürzte sie sich ins
Leben. Sie beendete ihre Schule und machte Abitur. Zuerst war sie etwas Besonderes, sie wurde als solches mit
hineingenommen in die Schülergruppe. Bald wurde ihr
aber deutlich, daß die gewachsenen Beziehungen stärker
waren und daß die Themen, die ihre Mitschüler interes-
sierten, nicht ihre waren. Sie alle hatten eine Geschichte
miteinander, sie aber war neu. Sie war nicht nur neu, das
geht vielen Schülern so, die eine Klasse wechseln. Das,
was sie beschäftigte, waren die Erfahrungen während der
Krankheit, die Grenzsituationen, die Integration der Organe, der Alltag mit den regelmäßigen Kontrollen und
der chronischen Angst vor Infektion. Wer wollte das hö-

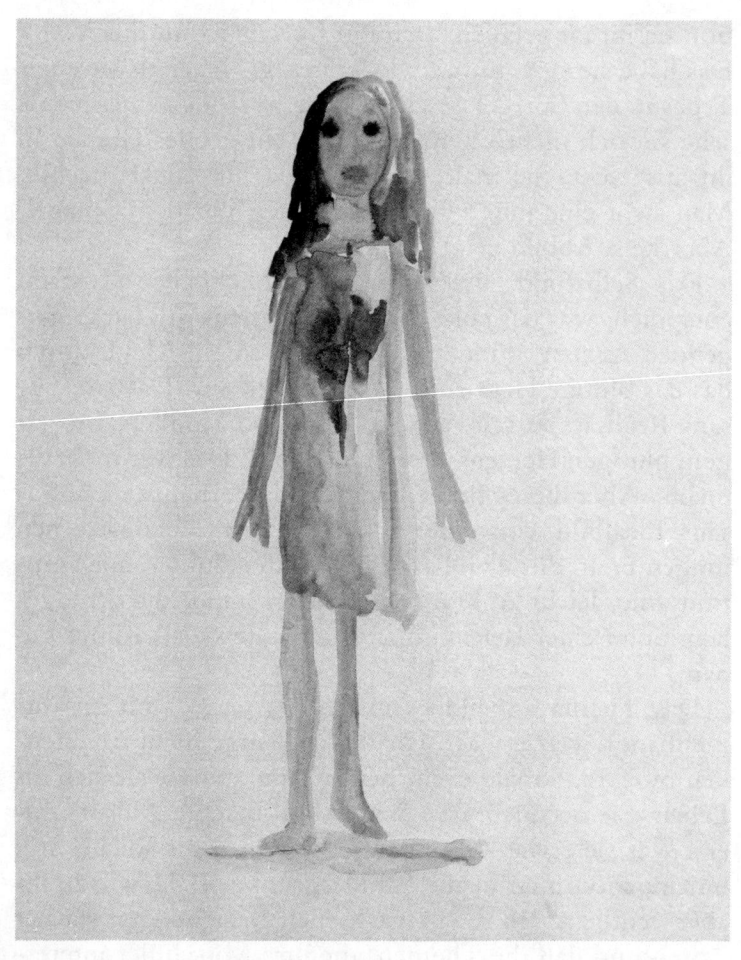

ren? Wer konnte das mitfühlen? Einmal hielt sie einen
Vortrag über Transplantation in der Schule. Alle hörten
gespannt zu. Aber sie hatte auch Angst ausgelöst. Für die
Gesunden ist Krankheit keine fühlbare Realität. Sie wollen es auch nicht wissen, sie wollen ohne Angst davor leben können. Mit ihrem Vortrag hatte sie vielleicht bei
einigen ein Stück der Schutzschicht weggezogen, und es

war etwas von der bedrohlichen Möglichkeit an sie herangetragen worden. Susan merkte, wie man sich von ihr zurückzog. Sie war zutiefst betroffen und zog sich nun selber zurück. Ihr Körper reagierte mit Symptomen und gab ihr die vertraute Möglichkeit, sich zu Hause zu verkriechen.

Sie konnte die Arbeiten zu Hause schreiben, die Lehrer kamen zu ihr. Zu Hause hatte sich aber auch einiges geändert. Der Bruder, der immer einsehen mußte, daß alle Fürsorge der schwerkranken Schwester galt, stellte nun endlich Ansprüche. Die überanstrengte Mutter brach zusammen, der immer verständnisvolle Vater begann Forderungen an sie zu stellen. Am sichersten fühlte sie sich, wenn sie wegen einer Abstoßung oder anderer Komplikationen in die Klinik kam und ihr vertrauter Status als Kranke gesichert war. Ich hatte mir immer vorgestellt, daß Susan oder Alexander und später andere Patienten eine Verschlechterung als massiven Einbruch oder Bedrohung erleben müßten. Aber übereinstimmend berichteten alle, wie sehr vertraut ihnen der Zustand war, als Kranke in der Klinik zu sein. Obwohl sie natürlich auch gesund sein und normal leben wollten, empfänden sie sogar Eifersucht gegenüber Mitpatienten, die auf der Intensivstation lagen und vollkommen von der Sorge anderer abhängig waren. Zutiefst haben sie sich über die Jahre mit ihrem Kranksein identifiziert. Susan malte einmal ein Bild, das ihrem Selbstgefühl entsprach: Ein Mensch fliegt in einem Ballon über eine Landschaft. Er ist allein, aber weit über allem.

Auf der anderen Seite entwickelten die Patientinnen und Patienten eine gewisse Hektik. Sie waren bemüht, viel zu erleben, nichts zu verpassen, und haben sich dabei sicher manchmal über ihre Grenzen hinaus gefordert. Ich hatte nicht das Gefühl, daß sie nicht bereit waren, Verantwortung zu übernehmen, und in ihrem privilegierten Status zu verharren trachteten. Das spielte eher eine kleinere Rolle; aber das Kranksein gehörte zu ihrer Identität.

Nach zwei Jahren entwickelte Susan eine chronische Abstoßung. Sie bekam Immunglobuline in der Hoffnung, die Autoaggression ihres Immunsystems auf diese ablenken zu können. Ohne Erfolg. Retransplantation stand an. Die Erfahrung der zwei so schnell aufeinander folgenden schweren Operationen steckte noch in ihrem Körper. Sie erschrak tief. Aber es war nicht nur diese Erfahrung, sie hatte sich inzwischen auch mit ihren Organen vertraut gemacht und mit dem Spender. Irgendwann einmal hatte ich ihr eine Stelle aus dem »kleinen Prinzen«[13] vorgelesen, die, in der der Fuchs in der Wüste den kleinen Prinzen bittet, ihn zu zähmen, indem er sich ihn vertraut macht. Wenn man sich jemanden zum Freund machen will, muß man sich ihm vertraut machen. Er sagt zum Schluß: »Du bist zeitlebens für das verantwortlich, was du dir vertraut gemacht hast...« Susan sagte: »Ich habe mir die neuen Organe in diesen Jahren vertraut gemacht und auch den Spender. Er ist für mich gestorben, und ich fühle mich an ihn gebunden wie an einen Zwillingsbruder. Er begleitet mich ständig. Ich lebe mit seinen Organen und für seine Organe. Wir sind einander verpflichtet. Manchmal habe ich das Gefühl, ich spüre ihn genau, als hörte ich ihn atmen. Oder wenn ich unter dem Baum sitze, hängt er oben im Geäst. Ich weiß ihn immer genauer, nur sehen kann ich ihn nicht. So malte sie ein Bild dazu und eins, auf dem sie beide wie mit einer Nabelschnur verbunden sind, aber eine Wolkenschicht zwischen ihnen verdeckt die Sicht.

Sie erinnerte sich voller Schrecken an die vielen Situationen, in denen sie sich in ihrem Bedürfnis, die Krankheit zu vergessen, strapaziert oder in Gefahr gebracht hatte. Sie hatte erst jetzt, da sie das große Geschenk zu verlieren drohte, das Gefühl, seinen Wert ermessen zu können. Es kam ihr vor, als habe ihr nie jemand so nahe gestanden wie der Spender. Dank seiner hatte sie gerade in den letzten Wochen eine gewisse Autonomie erreicht.

Die Bedeutung der Bilder in der Arbeit mit Transplantationspatienten

Bilder können Mitteilungen sein, wie Sätze, die man spricht, wie Gesten, die man macht. Sie lösen etwas aus, erfreuen vielleicht, faszinieren, irritieren, sind uns ein Rätsel, verbergen Geschichten, benennen Traumata, zeigen Lösungen von Problemen auf, schaffen Identität. Immer haben sie verschiedene Ebenen, sind Selbstausdruck und Kommunikation. »Ich bin im Bilde«, sagen wir, wenn wir etwas wissen. »Ich kann mir kein Bild machen«, wenn wir etwas nicht verstehen. Von »Vorbildern« reden wir bei Personen, denen wir nacheifern, oder wir sprechen von »Bildung«, wenn die verschiedenen Bilder einen Niederschlag in uns gefunden haben.

Bilder sind Selbstausdruck, sind Darstellung unserer Innenwelt oder Abbildungen unserer Umwelt, und sie können Kommunikation sein. In diesem Sinne ermöglichen sie Wachsen und Entwicklung. Viele Menschen, die durch Krankheit in ihren Lebensmöglichkeiten eingeengt werden oder deren Krankheit sie verbal verstummen läßt, stagnieren in ihrer Entwicklung. Zum Leben gehört es, sich immer wieder neu zu artikulieren. Kranke Menschen machen aber häufig die Erfahrung, daß die Gesunden ihnen nur sehr begrenzt zuhören. Wenn das, was sie sagen, kein entsprechendes Echo findet, verlieren sie sich selber. Um sich zu bewahren und vor Enttäuschungen zu schützen, schweigen sie oft lieber.

Ein Satz, der nicht gehört wird, ist vielleicht wie etwas, das nie gesprochen wurde; er geht verloren. Ein gemaltes Bild, das keiner anschauen will, obwohl es eine Mitteilung an einen Menschen sein soll, kann Enttäuschung auslösen. Es hat aber mehr Eigenständigkeit als ein Satz, weil es nicht vergeht. Es bleibt und kann zu einem späteren Zeitpunkt von einem anderen Menschen angeschaut werden. Es hat auch noch eine andere Qualität: Es wird zum Gegenüber für seinen Schöpfer. Das Bild kann also auch mit dem, der es malt, in Dialog treten. Um es zu gestalten, bedarf es einer schöpferischen Kraft. Diese wirkt stärkend auf die Person zurück, die es gemacht hat. Der Akt der Formgebung ist wie ein Stück Bewältigung des dargestellten Problems oder wie die Begegnung mit der Fülle unbewußten Wissens, das in ihm anklingt und ihn aus der Enge befreit.

Die psychotherapeutische Arbeit mit Transplantationspatienten ist grundsätzlich nicht anders als mit anderen Menschen. Jeder Mensch hat seine lebensgeschichtlichen Themen, und doch gibt es vielleicht einige, die bei Transplantationspatienten eine besondere Bedeutung haben. So das Thema: »Geben und Nehmen« – ich habe es bei Alexander und Susan schon erwähnt – oder das Thema: »Körpergrenzen und Identität«. Oder: »Wer bin ich, wenn ein Teil meines Körpers schon tot ist und wenn ich Teile eines/r Toten in mir trage?« Oder: »Die Rolle des Spenders in meinem Leben«, um nur einige anzusprechen. Aber es geht mir auch um die Entwicklung intensiveren Bewußtseins der eigenen Existenz. Es kommt z. B. nicht so sehr darauf an, aus welcher Familie man stammt, sondern eher darauf, in welcher Weise man seine Familie als tragenden Untergrund erleben kann. Selbst wenn er labil ist, so war er doch offenbar stark genug, daß wir überlebten. Das kann Zuversicht geben. Es ist wichtig, sich alles Stützenden und Tragenden zu erinnern und sich die Ressourcen, aus denen man lebt, zu vergegenwärtigen, wenn eine Verunsicherung bevorsteht. Die Transplantation ist eine Verunsicherung.

Massive Eingriffe machen angst. Bei Angst zieht man sich oft zurück, kauert sich innerlich wie ein Kind in die Ecke, erstarrt vor Angst, wird bewegungsunfähig, nicht nur körperlich, sondern auch seelisch. Man zieht sich von den ängstigenden Themen zurück, umbaut sie mit Tabuzäunen. Aber sie binden die Kraft und Aufmerksamkeit und schränken das Leben ein.

Das ist oft keineswegs so geplant, es geschieht nicht bewußt. Es gibt seelische Mechanismen in jedem Menschen, die unbewußt walten, um die Person zu schützen. So, wie es der Körper bei plötzlichen schweren Verletzungen durch Ausschüttung von Morphinen auch macht (so daß zum Beispiel ein Soldat erst später merkt, daß ihm ein Arm abgeschossen wurde). Das sind wichtige Schutzmaßnahmen, die im Augenblick helfen, aber das Leben bedrohen, wenn sie zu lange andauern. Innere Tabus, die verhindern, daß man sich an Erlebtes erinnert und es nachempfindet und Bevorstehendes antizipiert, ziehen alle Gefühle und Vorstellungen vom Leben ab. So wird das Leben immer erlebens- und vorstellungsloser, und es breitet sich ein Gefühl der Leere aus.

Wenn ein Patient von seinem kranken Herzen sagt: »Alles Schrott, nur raus damit!« so bedeutet das, er verachtet einen Teil von sich und hat seine Verbundenheit, Dankbarkeit und Trauer gegen ein Nicht-wahrhaben-Wollen eingetauscht, das ihm Schmerz erspart. Bilder schaffen oft einen Weg durch den verschütteten Zugang, wie das bei Alexanders Herz, das er achtlos malte, deutlich wurde. Vielleicht war es die eigene aggressive Gebärde, mit der er das gemalte Herz mit schmutziger Farbe beschmiert hatte, und der Blick auf das, was er getan hatte, was ihm die andere Dimension in Erinnerung rief. Bilder brechen oft wie ein Aha-Erlebnis ins Bewußtsein, oder sie sind das verdichtete Ergebnis eines langen Weges, wie Susans Bild von ihrem Spender als Zwillingsbruder. Sie hatte sich lange nicht mit diesem Thema beschäftigen wollen. Es war ihr unheimlich. In der Not, die durch die Zerstörung der neuen Organe in ihr entstand, wurde ihr deutlich, in welcher Weise sie sich mit ihm verbunden fühlte. »Ich habe es immer gewußt, aber es war wie ein Nebel.« Ein Bild war es, durch das es ihr deutlich wurde. Sie sah den Spender oben im Baum, unter dem sie saß. Er hatte ihr seine Organe zum Weiterleben überlassen. Sie fühlte zum erstenmal eine tiefe Dankbarkeit und Verantwortung für das kostbare Geschenk. Und sie wuchs an den Schuldgefühlen und der Trauer, daß sie es so spät gemerkt hatte.

Ich möchte von einigen Beispielen berichten, um zu zeigen, was kreatives Tun unterschiedlichen Menschen in bestimmten Situationen bedeuten kann.

Bilder als Hoffnungsträger und positive Zukunftsvision

Tamara war 18 Jahre alt. Sie litt an Mukoviszidose, und ihre Krankheit hatte ein Stadium erreicht, in dem Transplantation ein Thema wurde. Tamara war eine lebensfrohe junge Frau. Ihre leuchtend rot, manchmal violett gefärbten Haare standen, ihrem schlechten Zustand Kontrast bietend, lustig von ihrem Kopf ab. Sie lächelte immer. Ihre Bilder zeigten eine andere Wirklichkeit. Sie

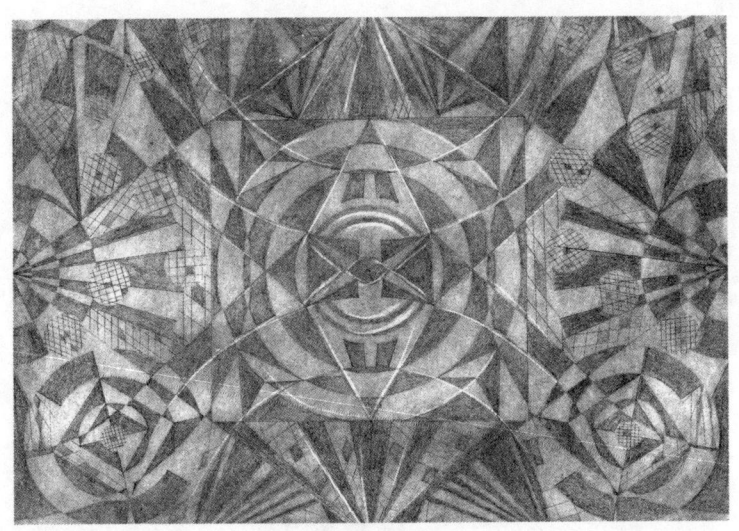

zeichnete mit feinem Bleistift komplizierte Strukturen, die immer das ganze Blatt einnahmen. Sie arbeitete lange daran. Konzentrisch breiteten sie sich entweder von der Mitte des Blattes aus oder von mehreren Punkten im Blatt. Linien und Flächen berührten, überschnitten und durchdrangen sich in einer strengen Ordnung. Dann verwischte sie alles wieder ein bißchen, so daß die Strukturen im Nebel zu liegen schienen. »Bewegung und Struktur« schien das Thema ihrer Bilder zu sein. So, als gäbe sie sich immer von neuem Form gegen die ständig zunehmende Auflösung ihrer Lunge. Mit dem Verwischen schien sie dem Rechnung zu tragen. Als sie sich zur Transplantation entschloß, zeichnete sie einen festen Kreis in die Mitte des Bildes, das sie zuvor mit den zarten Strukturen gefüllt hatte, als wolle sie etwas zusammenhalten. Sie malte seine Segmente mit schwarzem Filzschreiber aus. Das wirkte wie ein Schrei, wie ihr »Nein« zur Auflösung ihres Körpers. Ab da fing sie an, farben-

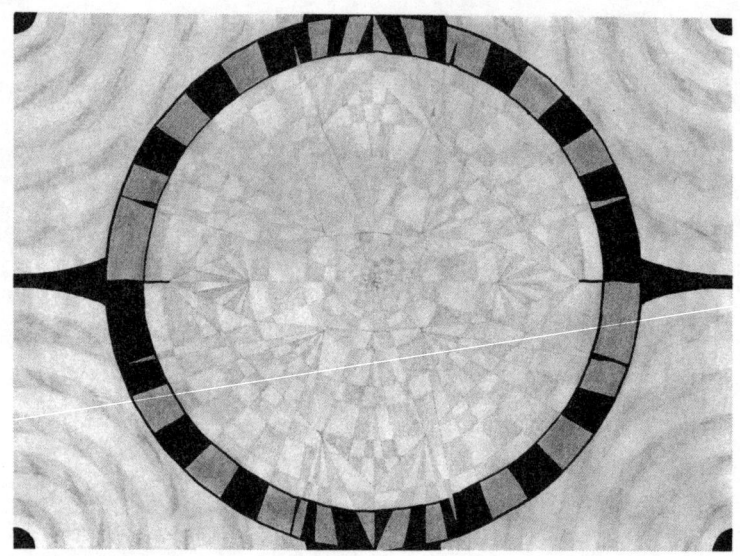

frohe Bilder zu malen. Es waren nicht mehr kleine Strukturen, sondern farbige Bänder, die sich von der Diagonale her in Wellenlinien über das Blatt zogen. Manchmal malten wir zusammen, abwechselnd im Dialog. Die leuchtenden Farben beschworen Hoffnung. Zuweilen wurden sie zu Traumlandschaften oder zu Märchenbildern, zu denen sie Geschichten schrieb. Es war, als gingen Helligkeit, Schönheit und Kraft der farbigen Blätter auf sie über und erfüllten sie mit Zuversicht. Diese verließ sie auch nicht, als man sie eines Tages wegen eines Organangebotes in die Klinik rufen ließ. Alle Vorbereitungen wurden getroffen, aber nach stundenlangem Warten mußte sie erfahren, daß eine andere Patientin »ihr« Organ bekommen hatte. Trotz der Erschütterung, die die Enttäuschung in ihr auslöste, malte sie ein Bild und schrieb dazu ein Märchen von einem kleinen Vogel, dessen Lied niemand gehört hatte – so wie ihre Trauer – und der weit weggeflogen war in ein anderes Land, in

142

dem eine Lichterfrau lebte, die sich vom traurigen Lied des kleinen Vogels anrühren ließ. Als der kleine Vogel ihr erzählte, daß es viele traurige Vögel wie ihn gebe, deren Lieder niemand wahrnahm, lud sie alle Vögel in ihr Land ein. Denn das traurige Lied des kleinen Vogels schien ihr wunderschön. Gegen die mörderischen Gefahren, denen er auf dem Weg zurück durchs Weltall begegnen würde, gab sie ihm einen Tränenstein mit. Mit diesem Tränenstein konnt er schließlich sogar das gefährlichste Ungeheuer umwandeln, indem er es zu seiner Trauer erlöste und alle zusammen ins Land der Lichterfrau brachte, das sie gemeinsam mit ihrem Gesang erfüllten.

Wenn man nicht genau hinschaute und hinhörte, hätte man glauben können, Tamara schiebe ihre Probleme, ihre Not und ihre Angst mit ihren bunten Bildern und positiven Geschichten beiseite. Manche Patienten tun das, weil es ihnen angst macht, sich mit der bedrohten Seite ihres Lebens zu konfrontieren. Doch Tamara traute sich durchaus an ihre Gefühle heran. Sie erlebte Einbrüche von tiefer Trauer und Verzweiflung. Grundsätzlich aber machte sie sich auf die Suche nach den positiven Aspekten ihres Lebens. Als es sich zeigte, daß ihre neue Lunge nur eine eingeschränkte Kapazität hatte, entschloß sie sich zur Hoffnung trotz aller Probleme. Ihre bunten Bilder halfen ihr, die Sonnenseite des Lebens zu beschwören, und oft ließ sie ihre Haare besonders feurigrot leuchten, wenn sie um etwas trauerte. Sie war wie der kleine Vogel im Land der Lichterfrau. Ihr Lied klang einfach schön, auch wenn es vor dem Hintergrund von Schmerz und Enttäuschung gewachsen war.

Ihre Bilder und Geschichten waren ein »Trotzdem« gegen die Schwere ihres Lebens, dem sie mit viel Geschick in jeder Situation die guten Seiten abgewann.

Bilder als Ausdruck und Bearbeitung von
traumatischen Erfahrungen

Die Gefahr ist sehr groß, daß sich das Erleben vor und auch nach der Transplantation sehr einengt. Die Angst und Sorge, ob wohl auch alles gutgehen wird, die starre Richtung auf das »Später« laugen die Qualität der Gegenwart aus und fixieren sie oft auf das Unheil, das die Hoffnung zerstören könnte. Petra malte solch eine Situation. Ihr Bild zeigte eine Person, die voller Panik an einer Mauer lehnt, als könne sie sie mit ihrem Körper stützen, während auf der anderen Seite ein Ungeheuer mit großen Zähnen an der Mauer frißt. Während aus dem Mund der Person kein Ton herauskommt, zeigt sich in ihrem Leib ein Gesicht im Profil mit entsetzt aufgerissenen Augen und Mund. Das kleine Herz wirkt wie verloren.

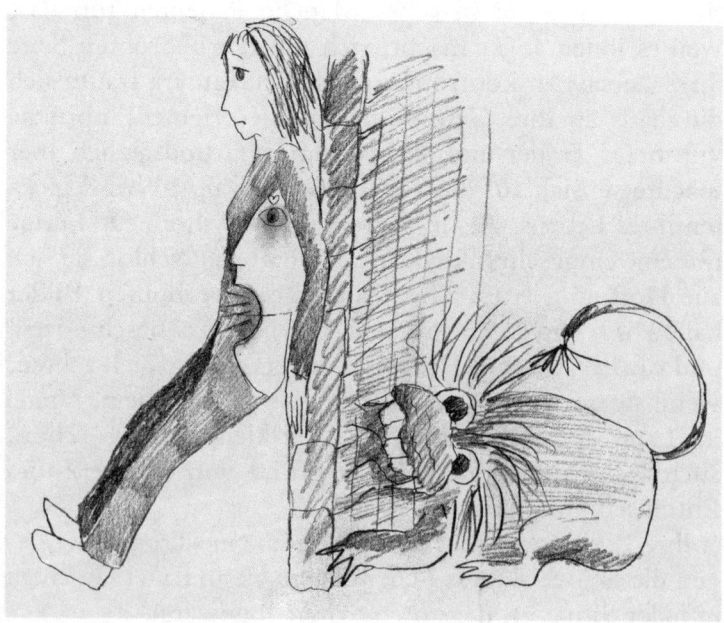

Petra konnte mit Worten nicht ausdrücken, wie sie sich fühlte, wohl aber mit ihrem Bild. Vielleicht kann man sich fragen, was es nützen soll, ein so beängstigendes Bild zu malen. Es könnte ja sogar eine demoralisierende Wirkung haben! Petra war auch zunächst niedergeschlagen, als sie sich so faßbar mit ihrer inneren Realität konfrontiert sah. Aber sie war mit ihrem Wissen nicht mehr allein. Wir konnten uns darüber austauschen. Ich konnte ihre Not nachempfinden. Wir standen auf einem Boden; wir waren im Fühlen und Wissen miteinander verbunden. Aber auch noch ein anderer Aspekt kam dazu: Ihr diffuses inneres Gefühl hatte sich konkretisiert. Sie hatte ihm Form und Ausdruck verliehen. Es war benannt und gebannt. Ich fragte sie, was dieser erstarrten Person an der Mauer helfen könnte. Ihr fiel zunächst nichts ein, dann sagte sie, jemand solle das Ungeheuer auf der anderen Seite der Mauer töten. Das entsprach dem vergeblichen Wunsch an die Ärzte, ihr Ungeheuer »Krankheit« zur Strecke zu bringen. Nach einer Weile schüttelte sie den Kopf, sie wußte, daß das nicht mehr möglich war. Schließlich wünschte sie sich, es möge jemand auf ihre Seite kommen, möge sie in den Arm nehmen und ihr zeigen, was sie alles noch tun könne. Das beruhigte sie eine Weile, bis ihr einfiel, daß das Ungeheuer ja weiterfressen würde. Ich fragte sie, was es denn fräße. Sie meinte: »Natürlich mich!« Ich machte sie darauf aufmerksam, daß es im Augenblick ein Steinfresser sei. Sie war erstaunt und fing an zu lachen. Ich fragte sie, ob sie wisse, was es auf ihrer und der anderen Seite sonst noch alles gebe. Sie wußte es nicht. Ihre Aufmerksamkeit war ganz auf die Mauer gerichtet und auf die Tatsache, daß das Ungeheuer an der Mauer fraß. Ich fragte sie, was die Mauer bedeuten könne. Sie sagte spontan: »Die Mauer ist die Grenze zwischen Leben und Tod, ich will nicht, daß sie fällt!« Ich

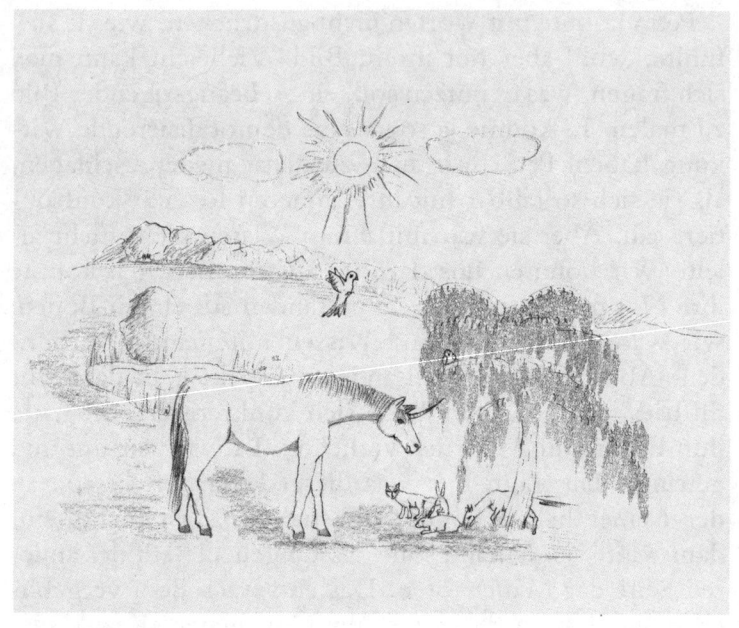

legte ihr ein Blatt auf die Seite vor der Person an der Mauer und bat sie zu zeichnen, was da alles war. Sie zeichnete sich mit ihrer Mutter und ihrem Bruder bei Tisch, wie sie gerade zu Mittag aßen. Das war ein angenehmes Bild für sie. Ich legte ein Blatt auf die andere Seite der Mauer. Sie machte mit zartem Bleistift eine sehr differenzierte Zeichnung von einem Einhorn im Paradies. Die Zeichnung gefiel ihr gut. Nachdem in ihrer Vorstellung die Mauer gefallen war, legten wir beide Blätter nebeneinander, und sie freute sich, mit ihrer Phantasie zwischen den beiden Wirklichkeiten hin- und herpendeln zu können. Ihr fiel ein, daß das Ungeheuer, das sie mit ihrer Krankheit in Verbindung gebracht hatte, ein Bild für den Tod war, der ihr ebenso bedrohlich vorgekommen war. Mit der Erfahrung, daß sie, nachdem die Mauer gefallen war, auf der

Seite des Ungeheuers eine schöne Welt fand, konnte es nicht länger ein Ungeheuer sein. Es verwandelte sich zu einem hilfreichen Gnom, der die Steine abbaute und ihr die Überschreitung der Grenze ermöglichte.

Das alles hatte nur in ihrer Phantasie stattgefunden. Trotzdem erleichterte es sie nachhaltig. Bilder sind mächtig, selbst wenn sie nicht bewußt und sichtbar gemacht werden. Das Bild, das Petra malte, drückte ihre innere Befindlichkeit in einer Metapher aus. Zu ihr konnte sie sich in Beziehung setzen, konnte sie verändern und konnte neue Erfahrungen mit dem veränderten Bild machen. Sie begriff, daß alle ihre Bilder Ausdruck ihrer Erfahrungen, aber auch Ausdruck ihrer inneren Einstellung waren. Sie konnte zwar nicht ihre Erfahrungen verändern, aber sie konnte mit ihrer veränderten Einstellung Einfluß auf ihr inneres Bild nehmen und aus der Verohnmachtung, Angst und Enge heraustreten und ihre Welt erweitern. Das half ihr, die Wartezeit besser zu verkraften. Sie wußte, der Fall der Mauer würde nicht Zerstörung, sondern Leben in der einen oder der anderen Welt bedeuten, die sie beide exemplarisch betreten hatte. Ihre innere Realität, die zuvor erstarrt war, war wieder lebendig geworden.

Bilder können Ausdruck von Identität sein

Identität ist nichts Festes, sondern etwas Fließendes. Sie stellt sich immer wieder neu her. Sie ist Ausdruck von Beziehung und Bewußtheit. Es gibt Augenblicke, in denen wir uns zutiefst mit uns identisch fühlen, und andere, in denen wir uns verloren zu haben glauben. Ein traumatisches Ereignis, ein Verlust, eine Krankheit, eine Bedrohung kann zu Einbrüchen führen. Sie finden in Selbstbildern ihren Niederschlag, wie dem von Nadine, die sich nach der Transplantation als junge Frau malte, mit verschiedenen Farben, die ihren Körper durchziehen und die Ausdruck ihres Körpergefühls sein sollten. In ihrer Mitte sitzt ein graubrauner, undefinierbarer Klumpen, das neue Organ. Es ist wie ein Fremdkörper, der alle Aufmerksamkeit in Anspruch nimmt und offenbar das Gesicht der jungen Frau geschluckt hat. Sie hat ein neues Organ bekommen, aber ihr Gesicht verloren. Das Gesicht zu verlieren hat etwas mit Identitätsverlust und Schande zu tun. So fühlte sich Nadine, als sie ihr Bild malte. Sie war niedergeschlagen. Sie fühlte sich unlebendig. Sie hatte ihr Selbstbild mit bunten Farben auszumalen begonnen, in der Hoffnung, das darzustellen, was sie sich wünschte: warme, lebendige Gefühle. Aber das neue Organ war zu einer diffusen Blockade geworden, die das Fließen der Farben unterbrach. Das Grün im Gesicht drückte für sie Übelkeit aus. Sie hatte nicht vorgehabt, sich ohne Gesicht zu malen, aber sie konnte ihr Gesicht auf einmal nicht mehr zeichnen. Nadine war betroffen und unglücklich und trotz allem auch sichtlich erleichtert. Denn es gelang ihr, ihre Situation auf den Punkt zu bringen. »So bin ich«, sagte sie, und es war wichtig, bei diesem »so bin ich« zu bleiben und es mit dieser Wahrheit auszuhalten.

Ähnlich erging es Susan, als sie ihr Bild der jungen Frau vor dem Spiegel malte, die sich nicht in ihm wiederfindet. Der Spiegel bleibt leer. Das sind schwer erträgliche Zustände, die einen verleiten können, zu schnell nach Lösungen zu suchen, die den trostlosen Zustand verändern. Denn wir denken, Nadine und Susan hätten ihre Identität verloren. Sie selber glauben es vielleicht auch. Dennoch spiegelt sich in den Bildern Identität wider: einmal die einer gesichtslosen jungen Frau mit einem dunklen Klumpen im Bauch und das andere Mal die einer jungen Frau, die sich im Spiegel nicht findet.

Auch das ist Identität, eben die dargestellte, und es geht darum, sie als solche in diesem Augenblick wahrzunehmen und zu akzeptieren. Beide Patientinnen wurden sehr traurig, als wir die Bilder anschauten. Auch ich spürte tief diese Trauer. Trauer hat eine andere Qualität als das Gefühl der Leere. Sie ist lebendig und kann entstehen, wenn man bereit ist, seinen Körper, wie immer er auch ist, zu bewohnen.

Prospektive Bilder

Susan Bach hat in den vierziger Jahren schon darauf hingewiesen, daß es Menschen gibt, die ein unbewußtes Wissen haben, das sich auf die Zukunft bezieht und sich in Bildern ausdrücken kann. Susan Bach[14] sammelte Bilder von tumorkranken Kindern und untersuchte sie auf solche Mitteilungen hin. Sie ging davon aus, daß der Mensch sich Selbstsymbole aus anderen Bereichen sucht, wie z. B. Bäume, Tiere, Häuser usw. Sie achtete auf das, was anders als erwartet war, und verglich es mit der späteren Krankheit. Dabei entdeckte sie auffällig häufig Entsprechungen, z. B. ein dunkelrotes Fenster im Dach des Hauses bei einem Kind mit Hirntumor oder ein tiefes Loch im Stamm des gemalten Baumes von einem Kind mit Darmkrebs. Sie hat sehr viele solcher Bilder gefunden.

Ich möchte am Beispiel eines siebenjährigen Mädchens ein solches »Vorherwissen« verdeutlichen. Caroline war schwer lungenkrank, trotzdem war zu erwarten, daß sie noch einige Jahre leben konnte. Sie war zu einer Bronchoskopie in die Klinik gekommen, einer Routineuntersuchung, die in Abständen bei ihr gemacht wurde. Der

Arzt führte unter Narkose einen Schlauch, an dessen Ende eine winzige Kamera befestigt war, in ihre Bronchien. Caroline kannte das schon. Um sie abzulenken und auch um sie vorzubereiten, malte ich mit ihr. Sie tat das gern mit mir. Diesmal war ich erstaunt über ihr Bild. Es war anders als sonst! In acht Reihen zeichnete sie hintereinander jeweils zehn grüne Striche und gab schließlich den ersten sieben Strichen Blumenköpfe. Wir hatten noch Zeit, und ich fragte sie, ob sie nicht weitermalen wolle. Sie schüttelte den Kopf; sie sei fertig, sagte sie. Ich bekam einen Schreck, es war die Anzahl ihrer Jahre. Ich habe oft erlebt, daß Kinder die Anzahl ihrer Jahre, bevor sie sterben, auf ihren Bildern erscheinen lassen. Ich fragte Caroline, ob sie vor dem Eingriff Angst habe. Sie nickte. Ich schaute ihre kleine Stoffschildkröte an, die ihr die Mutter genäht hatte und die sie immer bei sich hatte. Ich sagte: »Schau mal, sie lächelt!« Ich hatte es weniger für sie als für mich gesagt, denn ich konnte es nicht aushalten. Sie schüttelte ernst den Kopf und sagte: »Heute lächelt sie nicht.« Ich war betroffen. Nach einer Weile sagte Caroline: »Ich komme nicht wieder.«

Als man sie aus dem OP-Saal fuhr, war sie tot. Wie man später feststellte, hatte sie eine Hirnblutung bekommen, die mit ihrer Krankheit nichts zu tun hatte. Die Hirnblutung war absolut unvorhersehbar gewesen; nur sie hatte es vorher gewußt.

Ich habe mich später gefragt, warum sie nicht einfach nur sieben Blumen gemalt hatte, sondern die 80 aufgereihten grünen Striche, die das Blatt füllten. War es die Anzahl der Jahre, die viele Menschen erreichen, von denen ihr aber nur sieben geblüht hatten? Als ich ihr Bild noch einmal genau anschaute, entdeckte ich, daß die letzte Blume – sie hatte Tulpen gemalt – in den Blütenspitzen blutrot war, während sie den Rest der Blätter gelb gemalt hatte. War das ein Hinweis auf die Hirnblutung?

Es gibt offenbar ein Wissen, das unabhängig von Raum und Zeit ist. Es ist uns normalerweise nicht zugänglich. Vermutlich hat es etwas zu tun mit einem intensiven Gewahrsein, einer umfassenden, aber nicht gerichteten Aufmerksamkeit, die den meisten Menschen im Trubel ihres Lebens verlorengeht.

Es gibt Bilder, die das, was gewesen ist, und das, was kommt, zusammenfassen: Ein solches Bild war das, was mir eine 15jährige Patientin kurz vor ihrem Tod zu Weihnachten schenkte. Es ist ein sehr farbenfrohes Bild, beklebt mit vielen kleinen Fundstücken, die Teile ihrer persönlichen Geschichte sind. Es stellt einen Garten dar. Im oberen Drittel geht ein Zaun über das Bild, in den ein rotes Haus integriert ist. Durch den Rasen führt ein leicht gebogener Weg zu der verschlossenen Tür des Hauses. In einer Lücke des Zaunes wächst ein prächtiger Baum. Er scheint zu beiden Seiten zu gehören. Fast sieht es so aus, als wachse hinter dem Zaun noch mehr als im Garten. Esther hat im Bild viele wichtige Dinge integriert. Da gibt es Steine von verschiedenen Reisen aus früherer Zeit, da ist das Schirmchen vom letzten Eisbecher vom vergangenen Sommer. Der Weg ist ausgelegt mit kleinen, weißen Steinchen aus dem Garten der Lieblingstante. Er ist gesäumt von kleinen Korkstückchen, die Esther von ihrer Beschäftigungstherapeutin bekommen hatte. Auf der Wiese steht ein kleiner Hund und ein Schäfchen, die eine frühere Freundin ihr geschenkt hatte. Auf einer gelben Streichholzschachtel hockt ein kleines Holzhäschen von ihrer geliebten, schon verstorbenen Großmutter. Den Zaun hatte sie aus den abgebrannten Streichhölzern vom Advent hergestellt, die aufgeklebten Pflanzen stammten vom letzten Besuch im Garten. Sie hatte sie gepreßt und aufgeklebt. Der Baum hatte rote und grüne Blätter, aber er war auch voller goldener und silberner Deckel von ihren Medikamenten. Dadurch bekam er einerseits das Aussehen eines Herbst-, andererseits das eines Märchenbaumes. Auch die Gardinen in den Fenstern des roten Grenzhauses schimmerten ebenso silbern wie die goldsilberne Blume neben der Tür.

Außerdem saßen im vorderen Garten noch zwei Katzen. Esther liebte Katzen. Sie hatte sich immer von meiner erzählen lassen, hatte sich schließlich so sehnlichst eine gewünscht, daß auch sie eine bekommen hatte. Sie phantasierte oft, daß unsere beiden Katzen, Robby und Kyra, zusammen Junge haben sollten.

Esther trug auf so greifbare Weise lauter Dinge zusammen, die für sie mit schönen Erinnerungen verbunden waren, die Ausdruck ihres kostbaren Lebens waren. Bezeichnete der Weg ihren Lebensweg? War das Haus auf der Grenze, dessen Tür noch verschlossen war, das Tor, durch das sie in ihren Tod schreiten würde? Benannte das Gold und das Silber in der Blume an der Tür, in den Gardinen und den Blättern des Baumes die andere Wirklichkeit?

In dem kleinen gelben Kästchen, auf dem das Häuschen hockte, hatte sie etwas für mich versteckt. Sie sagte: »Du darfst es erst öffnen, wenn du mal sehr traurig bist. Es soll dich trösten.« Ich öffnete es zwei Tage vor ihrem Tod und fand darin einen winzigen Baum mit 15 Äpfeln. Sie hatte recht, er tröstete mich und ließ mich ihre Liebe spüren.

Esther hatte mit ihrem Bild nicht nur eine Rückschau auf ihr Leben gehalten. Sie stellte ihr Leben als einen lebendigen Garten dar. Lange beschäftigte sie sich mit dem Thema »Tod«. Oft empfand sie große Angst, aber auf ihrem Bild stellte sie den Tod als Übergang in eine andere, vermutlich schönere Welt dar. Nach diesem Bild verschwanden die Alpträume, die sie manchmal in Panik versetzten. Sie hatte offenbar ihr Paradies in ihrer Phantasie gefunden und verband es fest mit allen beglückenden Erfahrungen dieser Welt. Aus ihrer inneren Erleichterung heraus war sie sogar fähig, etwas für mich zu tun; sie dachte sich etwas aus, um mich zu trösten. Eine stille Heiterkeit geht von dem kleinen Miniaturbaum in der Streichholzschachtel aus, die ich noch immer in manchen Situationen öffne.

Ich möchte noch einen anderen Aspekt der prospektiven Bilder erwähnen. In ihnen richtet sich die Phantasie in die Zukunft. Selten sieht das so aus wie bei Caroline, deren Bild ihre Fähigkeit ausdrückt, etwas, bevor es geschehen ist, wahrzunehmen. Es gibt z. B. Bilder, die Handlungen in der Phantasie vorwegnehmen. Sie sind »bewußtseinsnäher« und richten sich auf etwas, das man zu tun wünscht. Zum Beispiel malt sich eine Patientin, die ihrem Arzt gegenübersteht, groß und stark, um ihm dann all die Fragen zu stellen, die ihr sonst bei der Visite immer wieder entfallen, weil sie sich dann auf einmal wie ein kleines Kind fühlt.

Es gibt auch Zukunftsbilder, die Ausdruck gewachsener innerer Fähigkeiten sind. So kann ein Mensch eine tiefe Liebesfähigkeit in sich entwickeln, ohne jedoch die Chance zu bekommen, sie zu leben, während es Frauen und Männer gibt, die in Beziehungen leben, oder Mütter und Väter, die Kinder haben, aber doch nicht oder nur sehr begrenzt liebesfähig sind. Aileen gebar auf dem Papier ganz zart, wie durch einen Nebel hindurch, ein Kind, nach dem sie sich so sehnte. Ihre Bereitschaft, sich mit diesem tiefen schmerzlichen Wunsch zu konfrontieren, obwohl sie

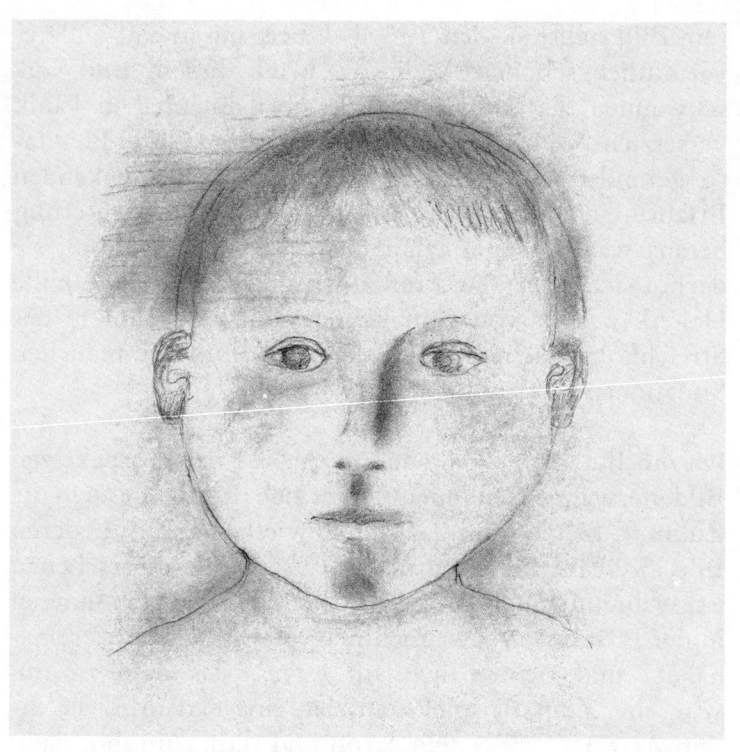

wußte, daß ihr Leben mit 16 Jahren beendet sein würde, ließ sie die inneren seelisch-geistigen Fähigkeiten einer Mutter entwickeln. Bilder können tiefe symbolische Handlungen sein, die Entwicklungsprozesse ermöglichen.

Synchrones Bilderleben

Während des therapeutischen Weges entsteht oft eine tiefe Verbundenheit, die sich in ähnlichen Phantasien und Träumen ausdrückt. Ich will mit einem Beispiel zeigen, was ich meine: Ich hatte Sarah einige Wochen nicht gesehen. Eines Nachts hatte ich von ihr geträumt, wußte aber

morgens nicht mehr was. Doch ich fühlte mich sehr niedergeschlagen. Als am nächsten Tag mit der Post ein Bild
und ein Brief von ihr kamen, in dem sie um ein Gespräch
bat, erinnerte ich mich an meinen Traum. Das Bild stellte
dar, was ich geträumt hatte. In meinem Traum hatte ich
Sarah im OP-Saal gesehen. Der Chirurg nahm ein riesi-
ges Herz aus ihrem Brustraum, das er vergeblich in einen
Abfalleimer stopfen wollte. Es schlug so wild, daß ihm
nichts anderes übrigblieb, als es zurück in Sarahs Torax
zu tun. Kaum war es wieder eingenäht, hörte es auf zu
schlagen. Sarahs Bild zeigte einen Menschen mit offener
Brust, ein großes Herz schlägt außerhalb des Körpers.
Ein Pfeil in Richtung Brustöffnung zeigt an, daß es dort-
hin zurück soll, während das neue Herz durchgestrichen
ist. Sarah sagte mir zu ihrem Bild, in ihrer Vorstellung sei
ihr Herz im Laufe der Beschäftigung mit der Transplantation so bedeutend geworden. Sie könne sich nicht vorstellen, ohne es weiterzuleben, lieber wolle sie mit ihm
sterben.

Ich fragte mich, ob sie es war, die mir ihre Phantasien
auf irgendeine Weise mitgeteilt hatte, aus denen sich dann
mein Traum entwickelte? Oder war mein Traum vielleicht Ausdruck meiner eigenen Ängste und Widerstände
gegen die Herz-Lungen-Transplantation, die sich auf
meine Patientin übertragen hatten? Oder geschah parallel
etwas in uns, das seinen Ausdruck im Bild und im Traum
fand?

Beides zusammen war jedenfalls der Anlaß zu einem
langen, intensiven Austausch. Bis dahin hatten Sarah und
ich verschiedene Rollen innegehabt. War sie hoffnungs-
voll, wuchsen in mir Befürchtungen und Zweifel. War sie
niedergeschlagen und ängstlich, vertrat ich eher Zuversicht und Freude. Selten hatte ich so stark diese Polarisie-
rung erlebt wie in der Arbeit mit Sarah. Immer waren

wir auf verschiedenen Seiten und bildeten als Ergänzung eine Einheit. Die Übereinstimmung von Traum und Bild war unsere erste Kongruenz und schuf eine neue Basis für unsere Gespräche.

Vielleicht macht dieses Beispiel deutlich, wie tief Patientin und Therapeutin durch die Arbeit miteinander verbunden sind. Diese Verbundenheit ist nicht ohne gemeinsames Leiden und gemeinsame Entwicklung denkbar.

»...geh' mit der Kunst in deine allereigenste Enge
und setze dich frei.«[15]

Das ist ein Satz von Paul Celan. Die Patienten machen meistens keine Kunst, aber das, was Celan sagt, das Bilderschaffen aus der eigenen Enge heraus, ermöglicht oft auch ihnen eine Freisetzung aus ihr. Das hat einerseits etwas zu tun mit der Verlebendigung der Phantasie – ein phantasievoller Mensch ist ein an Bildern reicher Mensch – und auch mit der Entfaltung der Kreativität. Phantasie und Kreativität gehören zwar zusammen, aber sie sind nicht identisch. Die Kreativität ist eine bestimmte Haltung dem Leben, der Welt gegenüber, sie ist ständiger Austausch und gestaltgebende Kraft. Sie ist das Gegenteil von Starrheit. Die Bedrohung durch die Krankheit und eine ängstigende Zukunft schaffen häufig genau die Enge, in der die Phantasie erstickt und die Kreativität stirbt. Zum Leben braucht man beides. Transplantationspatienten stehen vor einer großen Entscheidung. Dazu bedarf es einer einigermaßen intakten Identität, d. h. der Bereitschaft, zu sich zu stehen, so, wie man bis dahin geworden ist, aber auch der Fähigkeit, tabuisierte Vorstellungen mit der eigenen Phantasie zu durchbrechen, d. h. zurück- und vorauszuschauen und das ständige Wechseln der inneren

Bilder als Ausdruck von Lebendigkeit zu begreifen und als Voraussetzung für ein »bewegtes Leben«, das »freie Entscheidungen« möglich macht.

Die bildnerische Arbeit mit der Familie

Wenn in einer Familie ein schwerkrankes Kind lebt, zentriert sich notwendigerweise ein großer Teil der Aufmerksamkeit auf dieses Kind. Es kommt ihm eine besondere Bedeutung zu, es nimmt oft einen großen Raum ein. Nach der Transplantation ist, wenn alles gutgeht, eine weitgehende Normalisierung des Familienlebens möglich. Dazu ist es notwendig, erst einmal wahrzunehmen, wie die Familienstruktur überhaupt aussieht.

Familie A. bestand aus vier Personen: dem 17jährigen, kranken Thorben, der 12jährigen Schwester Jessica, dem Vater, der sich viel auf Reisen befand, und der Mutter, die sich in besonderer Weise um den kranken Sohn kümmerte. Als ich die Familienmitglieder gemeinsam auf einem großen Blatt Papier, ohne ein spezielles Thema zu nennen, malen ließ, begann nach einigem Zögern Thorben. Er malte einen riesigen Berg, der fast das ganze Blatt ausfüllte. Ich spürte Erstaunen bei den Angehörigen. Es wuchs, als Thorben viel Zeit dafür brauchte, um den Berg mit grüner Farbe auszumalen. Der Schwester traten Tränen in die Augen, als er nach einer Viertelstunde immer noch malte, während alle drei zusahen. Aber sie sagte nichts. Als er sich nach 20 Minuten zurücklehnte, hatte sie sich resigniert zurückgezogen. Jetzt ergriff die Mutter die hellblaue Kreide und füllte den knappen Raum, der geblieben war, mit Luft. Ein passendes Bild für ihre Rolle! Sie war die Atmosphäre, die den Berg umhüllte. Der Vater malte in die obere linke Ecke einen schwarzen Vogel, der aus dem Bild herauszufliegen scheint. Auch das paßt zu ihm, er pendelt zwischen zwei Welten und kann den bedrängenden Familienraum verlassen. Die Schwester malte sich schließlich winzig klein auf einer Bank, oben auf den Berg, einen kleinen Anteil der mütterlichen Fürsorge beanspruchend. Alle fühlten sich gut, bis auf Jessica. Ihr wurde bewußt, wie klein der Raum war, den sie zu beanspruchen wagte.

Die schwere Krankheit hatte Thorben auf sich zurückgeworfen. Er war sich mit seinen Problemen wie ein Berg, der sowohl den Raum seines Bewußtseins als auch den Handlungsraum der Familie ausfüllte. Das erkannte er, als er das Bild ansah und erstaunt die Schwester wahrnahm. Auch die Mutter war betroffen, da sie bemerkte, wie sehr sie in der Funktion der Bergenden, den anderen Leben Ermöglichenden aufging. Sie war die Luft, ohne die ihr Sohn nicht leben konnte. Irgendwann würde sie in dieser Funktion überflüssig sein. Noch umgab sie den Berg-Sohn ganz und war das Medium, in dem der Vater-Vogel schwebte. Aber sie bestand nur aus Luft, so wie Alexander seiner Mutter die Farbe »grau« zugeordnet hatte, und das hieß: unauffällig, eigenschaftslos. Die Luft ist uns so nah, daß wir sie nicht als etwas Eigenständiges erkennen. Nur wenn sie fehlt, spüren wir, daß sie für uns lebensnotwendig ist. Sie hat keine eigene Gestalt. Sie stellt selber keine Ansprüche. Thorbens Mutter war so sehr in der Pflege ihres Kindes aufgegangen, daß sie sich als eigenständige Frau mit persönlichen Bedürfnissen vergessen hatte. Vielleicht, um nicht ständig neu darunter leiden zu müssen, doch keine Zeit zu ihrer Verwirklichung zu finden. Aber wenn ihr Sohn stürbe oder erfolgreich transplantiert würde, wären diese Eigenschaften auf einmal nicht mehr notwendig; sie wären nicht mehr gefragt! Es wurde ihr klar, wie wichtig es war, an eine von der Pflege ihres Sohnes entbundene Zeit zu denken und lange verdrängte Bedürfnisse wieder zu spüren. Zum Abschluß der Sitzung malte sie sich als Spatz, der neben ihrem Mann herflog, und sie lachte, als ich sagte, vielleicht würde sie sich eines Tages noch zum Paradiesvogel mausern. Darauf sagte ihr Mann: »Dann muß ich wohl 'mal genauer hinschauen.« Beide stellten fest, daß sie »seit Ewigkeiten nichts mehr miteinander gemacht« hatten. Es war eine Mischung aus Zärtlichkeit und Trauer zwischen ihnen. Thorben spürte Angst bei der Vorstellung, seine Mutter könne sich, statt die ihn umgebende Luft zu sein, in einen Paradiesvogel verwandeln, der frei herumfliegt. Er spürte, daß er als Berg zwar groß und mächtig, aber auch unbeweglich war. Das machte ihn traurig. Jeder spürte in dieser Stunde Trauer: Die Schwester, weil sie nur so wenig Raum hatte, der Vater, weil er seine Frau nur selten als solche erleben konnte, sondern auf sie weitgehend zugunsten des kranken Sohnes verzichtete. Die Mutter, weil sie so vieles nicht hatte leben können. Aber gerade sie hatte die Grenzen schon ein Stück in der Phantasie überschritten. Und Thorben spürte Trauer, weil er als Berg so unbeweglich war. Es ging erst einmal darum, den »Ist-Zustand« zu sehen und die Gefühle wahrzunehmen, die er auslöst. Gefühle sind etwas Dynamisches, sind Ausdruck von Leben, und Leben ist ständige Veränderung.

Ich fragte Thorben, ob sich für ihn das Bild veränderte, wenn er transplantiert würde. Er überlegte einen Augenblick, dann sagte er: »Der Berg würde versinken, bis nur noch eine grüne Wiese da ist, und ich wäre vielleicht ein Pferd, das auf ihr herumspringt.« Thorbens Schwester sagte auf einmal mit funkelnden Augen: »Und ich wäre ein 16jähriges Mädchen, das dem Pferd eins hinten drauf gibt, wenn es nicht tut, was er sagt.« Sie hatte immer einsehen müssen, daß ein so schwerkranker Bruder viel Zeit und Aufmerksamkeit beanspruchen durfte. Wo hatte sie mit ihrer Enttäuschung und Wut bleiben können? Einmal sollte sich der »gesunde Bruder« ihrem Willen unterwerfen. Jessica sah sehr lebendig aus, als sie das sagte. Das gemeinsame Bild und die Phantasien, die über es hinausgingen, hatten etwas von der Dynamik durchschimmern lassen, die die Struktur der Familie bewegen würde, wenn Thorben transplantiert werden sollte. Sie läßt ahnen, daß die Veränderung eines Mitglieds der Familie für alle nicht ohne Folgen bleiben kann. Das klingt sehr selbstverständlich, aber der Verlust vertrauter Rollen, auch wenn sie größte Einschränkung abverlangten, provoziert Ängste und Widerstände. Die Familienmitglieder sehen sich als Rädchen im Getriebe der Familienstruktur, in der sich jeder in seiner Rolle spezialisiert hat. Die Funktion, auch wenn sie sich immer mehr festgefahren hat, ist wenigstens vertraut.

Ich habe an anderer Stelle erwähnt, wie sehr ein ehemals pflegebedürftiger Mensch mit dieser Identität verbunden ist, so daß er unter Umständen nach der Transplantation andere Patienten, die auf der Intensivstation liegen müssen, beneidet, obwohl er sich doch andererseits dringlich Gesundheit wünscht. Der Wert des Vertrauten ist hoch und steht oft dem Wachstum im Wege. Und doch muß jeder einen Wechsel in seiner Identität vollziehen. Das ist eine schwere Arbeit. Es ist gut, sie schon einmal in der Phantasie zu erproben.

Auch im Zusammenhang mit der Transplantation gibt es viele verschwiegene Wirklichkeiten. Sie werden verschwiegen, damit sie uns nicht beunruhigen und nicht die Begeisterung dämpfen. Vielleicht können wir sie ausblenden, die Betroffenen können es jedoch nicht und geraten oft in eine qualvolle Isolierung. Da wir uns für ihr

Erleben so wenig interessieren, haben sie das Gefühl, bei ihnen stimme etwas nicht. Nicht selten schämen sie sich für etwas, das Ausdruck ihrer Sensibilität ist.

V. Sterbebegleitung oder Therapie der Hoffnung – Probleme und Chancen psychotherapeutischer Arbeit mit Transplantationspatienten

Ich erinnere mich an eine Patientin, die an Krebs litt und schwerstkrank war. Die Lungenmetastasen engten ihre Atmung massiv ein und machten ihr große Schmerzen. Der Arzt gab ihr Morphium. Sie benutzte es nicht. Nicht einmal eine normale Schmerztablette wollte sie nehmen. Als ich mich darüber wunderte, sagte sie mir: »Ich habe meinen seelischen Schmerz nicht ertragen können – den hat mir wohl jemand abgenommen. Den körperlichen Schmerz kann ich gut ertragen. Ich fühle mich tief mit allen Leidenden verbunden. Noch nie war ich so weit und glücklich.« (Ihr Vater hatte sich vor ihrer Tür erhängt. Sie war sein Lieblingskind gewesen, aber sie konnte den Vater nicht beweinen, war ganz erstarrt gewesen. Ein halbes Jahr später erkrankte sie an Krebs.)

Ich weiß, Petra war eine ungewöhnliche junge Frau, und Leid macht Menschen nicht ohne weiteres einfach frei und glücklich. Manche, sicherlich die meisten Menschen sind gefangen in ihrem Leid. Jeder weiß, wie sehr z. B. Zahnschmerzen die ganze Aufmerksamkeit in Anspruch nehmen und fesseln können, als säße man in einem Käfig. Alles Sinnen ist berechtigterweise darauf gerichtet, sie loszuwerden, und nicht darauf, sie zu akzeptieren und anzunehmen. Schmerzen, von denen wir nicht wissen, was sie bedeuten oder wozu sie gut sind, die also keinen Sinn für uns haben, sind viel schwerer zu ertragen. Wenn ich in einen Dorn getreten bin, wäre es verrückt, damit weiter zu laufen. Der Schmerz zeigt an, daß ein Fremdkörper in meinem Fuß ist, den ich entfernen muß. Eine Krankheit weist darauf hin, daß etwas aus dem Gleichgewicht geraten ist und daß ich etwas verändern muß. Aber eine Krankheit, die nicht heilbar ist, kann durch das durch sie ausgelöste Leid zu wichtigen Erfahrungen führen. Petra hatte in ihrem Leid die Erfahrung der Liebe gemacht, die Erfahrung, die eigenen

Grenzen auszudehnen in die Gemeinschaft der Leidenden.

Sie kam zu tiefen existentiellen Erkenntnissen. Daran manchmal teilhaben zu können ist ein großes Glück für mich und macht mir Hoffnung. Es läßt mich auch bei jedem fast unerträglichen Schmerz hoffen, daß das Dunkel sich zu Licht auflösen wird. Auf jeden Fall muß es durchschritten oder durchlitten werden. Raimond Panikkar sagt in »Der Weisheit eine Wohnung bereiten« über die Erkenntnis: »Die Erkenntnis ist eine freie Gabe, ein reines Geschenk. Unsere Bereitschaft zu erkennen ist ein Ziel in sich selbst, nicht ein Mittel, um uns damit die Erkenntnis zu erwerben.«

Die Arbeit, die zu leisten ist, ist eine schwere. Es ist die Bereitschaft, das Leiden auf sich zu nehmen in dem Glauben, daß es die Form sein kann, in der sich die Persönlichkeit gestaltet. Vor 14 Tagen starb eine junge Frau, die auf der Warteliste zur Transplantation stand. Sie hatte trotz ihrer schweren Krankheit, die sie seit Jahren einengte, ihre Schule beendet, eine Lehre begonnen und das Autofahren gelernt. Sie hatte mit einem sehr starken Willen alles bewältigt, was ihr möglich war. Als sie sich auf die Liste eintrug, um transplantiert zu werden, hatte sie gehofft, nun endlich das mühsam Errungene leichter zu erhalten und sich daran erfreuen zu können. Plötzlich versagten ihre Nieren, und Pilze überfielen ihren geschwächten Körper. Als man ihr mitteilte, eine Transplantation sei nicht mehr möglich, war sie zutiefst verzweifelt. Sie malte ein Bild, in dem sie alle ihre Wünsche in geplatzten Seifenblasen darstellte. Sie konnte nicht mehr sprechen, denn auch ihre Stimmbänder waren befallen. Nach jeder vergeblichen Hoffnung, die sie zeichnete: radfahren, einen Mann lieben und geliebt werden, mit Freunden etwas zusammen unternehmen, etwas Schönes essen usw., schaute sie mich unsagbar traurig an. Sie weinte nicht. Ich dachte, es zerrisse mir das Herz, und ich spürte neben der Trauer eine unglaubliche Wut. Sie wollte doch nur etwas ganz Normales, was ich in reicher Fülle in meinem Leben hatte genießen können. Nur für ein paar Jahre wollte sie es; warum hatte sie so umsonst warten müssen? Warum hatte sich ihre Krankheit so verschlechtert und sie so grausam gezeichnet?

Nach einer Weile nahm sie ein neues Blatt. Eigentlich war sie so schwach, daß sie auf einem Kissen vornübergebeugt lag, aber sie malte zwei Bilder. Sie mischte ihre Farben langsam und mit Bedacht, bis sie sehr intensiv waren – ganz anders, als ich es sonst von Todkranken kenne –, und malte von der Mitte bis zum Rand des Blattes, es ganz ausfüllend, unterschiedlich farbige Wellenlinien. All meine Verzweiflung wandelte sich in tiefe Bewunderung und Freude, während ich ihr zusah. Es kam mir so vor, als malte sie mit jeder farbigen Linie ein Stück von dem, was sie in ihrem Leben trotz aller Einschränkungen geschafft hatte. Sie präsentierte sich mir in ihrem Bild als jemand, der seinen Lebensraum stark und vollkommen gefüllt hatte. Sie lächelte glücklich. Sie hatte viel gekämpft, sie war verzweifelt gewesen, sie hatte ihre tiefe Trauer über all das, was sie sich noch gewünscht, aber nicht bekommen hatte, benannt. Dann war ihr offenbar das Glück zuteil geworden, zu erkennen, daß sie ihre Gestalt schon vollkommen gefunden hatte und daß ihr kranker Körper, in dem sie sich geformt hatte, seinen Dienst getan hatte und sich auflösen konnte. Sie starb am nächsten Tag. Sie hatte den Kampf aufgegeben, ohne zu resignieren. Vielleicht wußte sie auf einmal, daß sich ihr Leben erfüllt hatte.

Paul Tournier schreibt in seinem Buch »Erfülltes Alter«: »Ja, das Leben ist eine zu erfüllende Aufgabe. Aber wer kann behaupten, seine Aufgabe erfüllt zu haben? Diese Aufgabe bleibt immer unvollendet. Die schwerste Aufgabe besteht darin, das Nichtvollendete, das Unvollkommene anzunehmen.«[16] Das hatte diese junge Frau getan.

Nicht immer ist das so, denn die Möglichkeit, transplantiert zu werden, hat das Sterben verändert. Wer auf der Liste steht und wartet, setzt alles auf die Transplantationskarte; er will mit allen Mitteln durchhalten. Das, was für einen schwerkranken Menschen so wichtig ist, nämlich die Bereitschaft, immer weniger in die Zukunft zu denken und statt dessen den Augenblick mit seinen Möglichkeiten zu erschließen, ist für den Transplantationskandidaten nicht so wichtig.

Die gesamte Aufmerksamkeit richtet sich auf die Zukunft. Das Leben wird zum Überleben. Überleben ist wie Überspringen. Es versperrt die Möglichkeiten, den Augenblick wahrzunehmen und somit »jedes Stück Leben« bewußt und voll zu erleben. Man kann sich selbst nur erfahren, wenn man in Übereinstimmung mit sich jeden Augenblick der Wirklichkeit wählt. Das aber passiert beim Warten auf etwas, das in der Zukunft liegt, nicht. Der Spannungsbogen des Lebens wird nur durch das Zukunftsziel aufrechterhalten. Fällt es weg, bricht er zusammen.

Auch in einem normalen Sterbeprozeß löst sich der Mensch immer mehr von den Dingen dieser Welt, er nimmt Abschied. Jeder Abschied ist ein kleiner Tod. Der Sterbende läßt los, was vorher von Bedeutung war, und bekommt die Hände frei für etwas anderes. In diesem Prozeß spielen Liebe und Trauer eine Rolle. Beides ist nur möglich, wenn man das, was man losläßt, noch einmal wahrnimmt und sich intensiv dazu in Beziehung setzt.

Als ein 16jähriges Mädchen starb, sagte sie mir mit einer erschütternden Vehemenz: »Ich werde nie ein Kind haben, und doch hat sich in mir in der letzten Zeit eine so alles umfassende Liebe einer Mutter entwickelt, daß ich vor Sehnsucht nach einem Kind schreien könnte.« Welcher Mut gehört dazu, sich angesichts des Sterbens auf solche Gefühle einzulassen! Aber sie hatte mit 16 Jahren erlebt, wozu andere Frauen vielleicht erst mit 40 Jahren imstande sind.

Ich möchte noch einmal Tournier zitieren, er sagt: »Aber die Begrenzung des Lebens bedeutet keineswegs eine Demission. Alle von der Krankheit und der Begrenztheit geforderten Verzichte gehören zur Ordnung der Tat und nicht zur Ordnung des Herzens und des Geistes, zur Ordnung des ›Tuns‹ und nicht des ›Seins‹.«[17]

Ich habe mich lange beim Sterben aufgehalten. Viele bewegende und beglückende Erfahrungen meiner Arbeit stammen aus der Sterbebegleitung. Vielleicht haben sie am intensivsten mit Leben zu tun. Es liegt mir am Herzen, das Sterben als eine wirkliche Alternative zur Transplantation zu sehen.

»Mittags beginnt der Untergang der Sonne, und der Untergang ist die Umkehrung aller Werte und Ideale des Morgens« (C. G. Jung).[18]

Das menschliche Leben entspricht in seiner Dynamik dem Tag. Wir wissen es, selbst wenn wir nicht darüber nachdenken. Der Umbruch erreicht uns in der sogenannten »Midlife-crisis«, wenn wir in unserem Innern kein Gefühl dafür entwickelt haben, daß das Leben ein Bogen ist, der erst durch seine gleichmäßige Krümmung zum Bogen wird. Denn er besteht nicht aus einem steilen Aufstieg und einem steilen Abstieg. Die Werte, die unsere Gesellschaft anerkennt, entsprechen alle denen des Aufstieges: das Ansammeln von Wissen und Fertigkeiten, von Besitz, Anerkennung und Ehre, von Bedeutung und einer gewissen Stellung innerhalb der jeweiligen Bezugsgruppe, von Gesundheit und Schönheit. Die Maßstäbe, mit denen gemessen wird, sind von der Gesellschaft festgelegt. Sie ist rigoros mit ihren Festlegungen und bleibt dabei. Sie gelten nicht nur bis zum Mittag des Lebens, sondern sie gelten auch für den zweiten Teil des Bogens und tragen Jungs Satz: »... und der Untergang ist die Umkehrung aller Werte und Ideale des Morgens« nicht Rechnung. Welche Werte des Alters können wir postulieren, ohne daß uns nachgesagt wird, wir verwandelten die Not in eine Tugend?

Jung stellt zwei Formen der Kultur gegenüber: Die erste ist eine angelernte, eine von der Gesellschaft, der Tradition, der Schule übernommene Kultur, eine Standardausrüstung von Kenntnissen und eine auf Produktion und Spezialisierung hin orientierte, die zweite ist eine persönlicher Art, sie ist uneigennütziger, origineller, integrativer und meditativer.

Vielleicht könnte man sagen, in der ersten Phase benutzt der Mensch die Welt, um sich an ihr zu erproben – deshalb ist er manchmal so rigoros, weil er ja mit der Entwicklung seiner Fähigkeiten beschäftigt ist. Er ist wie ein kleines Kind seiner Mutter gegenüber, das nicht darüber nachdenken muß, was es ihr zumutet. – In der zweiten Phase wird die Welt zum Dialogpartner. Der älter werdende Mensch besetzt sie nicht einfach, sondern gesteht ihr eine eigene Wirklichkeit zu, der er Liebe, Achtung und Dankbarkeit zollt. Die Welt, die andere, wird mehr, je weiter der Mensch zurücktritt, und zugleich wird etwas von ihrer Größe erahnbar, von der er ein Teil ist. Das ist die große Chance des Alterns.

Ich spreche vom Prozeß des Alterns, weil er beschleunigt im schweren Krankheitsverlauf zu sehen ist. Der

Mensch stirbt nicht, weil er krank ist, sondern seine Sterbebereitschaft findet Ausdruck in einem Körper, der das reibungslose Funktionieren aufgibt. Das muß nicht heißen, daß der Mensch sich aufgibt. Vielmehr wendet sich seine Aufmerksamkeit anderem zu. Aber die Fähigkeit der Zuwendung, des Gerichtetseins, der Identifizierung hat er vorher gelernt.

»Identifikation ist Selbstverwirklichung. Ich verwirkliche mich in meinem Leibe sowie in meiner Umgebung, insoweit ich mich durch meine Wahrnehmungen damit identifiziere und spreche z. B. von meiner Umgebung, meiner Wohnung, meiner Heimat, meiner Nationalität usw. als von etwas, das zu mir, zu meinem Selbst dazugehört. Die Verkörperungsfunktion der Sinne ist nichts anderes als das elementare Werden des Menschseins, die ›Ichgeburt‹ im Leibe und der Umwelt kraft der Sinne«[19], sagt Scheurle und stellt der »Verkörperung« durch Identifikation die »Entkörperung« gegenüber als eine gewisse Fähigkeit des Menschen, die Identifizierung vorübergehend aufzugeben und den Dingen kritisch betrachtend gegenüberzutreten. Dieser Prozeß entspricht der Fähigkeit des »Ichs« zur Objektivierung. Wenn ich z. B. meine eigene Meinung hinterfragen oder über mein Verhalten lachen kann, hat ein solcher Prozeß stattgefunden.

Aber die Identifizierung mit dem Leib und der Umwelt ist das Primäre und notwendige Voraussetzung für die Objektivierung. »Wir müssen erst die Erfahrung ›besitzen‹, um sie uns sachlich gegenüber zu stellen« (Scheurle).[20]

Scheurle geht davon aus, daß die Objektivierung im Alter immer mehr zunimmt. »Der alte Mensch identifiziert sich mit wahrgenommenen Ereignissen immer weniger. Die ›Entkörperung‹, der Tod ist das letzte Zeichen, der letzte Verzicht auf weitere Identifikationen.«[21]

In der Lebensgeschichte von Aileen, in ihren letzten eineinhalb Jahren waren diese Stufen deutlich sichtbar. Es gab eine Phase, in der sie ihren Körper hoch besetzte. Sie identifizierte sich vor allem mit den attraktiven und anerkannten Teilen ihres Körpers, schmückte sich mit schönen Kleidern und trug Schmuck und Spangen in ihrem wunderschönen Haar, die ihrer Persönlichkeit Ausdruck verliehen. Sie hatte wenig Zeit, diesen Teil in Ruhe loszulassen.

Einmal träumte sie, sie sei ganz allein auf der Straße. Alles sah genauso aus wie immer. Die Häuser, Bäume, Autos, so, wie sie es kannte; nur Menschen konnte sie nicht sehen. Sie ging die Straße entlang. Plötzlich überkam sie ein tiefes Grauen. Sie wußte auf einmal, daß eine Bombe gefallen war, die äußerlich nichts zerstört, aber alles Leben ausgelöscht hatte. Auch sie war nur noch eine Hülle, sie spürte, ihr Inneres hatte sich aufgelöst.

Ein anderes Mal wollte sie einen Tagtraum malen. Eine Prinzessin in schönen Kleidern auf einem Berg. Das Bild war zunächst in zarten Farben gemalt, wie sie sie gern benutzte. Dann nahm sie Filzschreiber und malte in grellem Rot und Gelb weiter. Sie wurde immer unglücklicher und umrandete alles mit einem schwarzen Stift. Unter der Hand, gegen ihre bewußten Intentionen, war ihr das Bild zur Aussage über ihre Situation geworden.

Sie hielt noch an einem Bild von sich fest, das nicht der Wirklichkeit entsprach. Ihre Organe waren zerstört, und sie stand auf dem Gipfel einer Katastrophe. Die Auflösung im Inneren ihres Körpers ging schneller vonstatten, als sie es seelisch nachvollziehen konnte. Das kam in ihren Alpträumen von Zerstörung und in dem Bild der Prinzessin auf dem Atompilz zum Ausdruck. Beides war einer Midlife-crisis vergleichbar.

Alle Hoffnungen, die sie auch in anderen Bereichen gehabt hatte, die in ihrem Leben nicht erfüllt werden konnten, tauchten wie radikale Forderungen auf und bereiteten ihr die Qualen, die entstehen, wenn man noch nicht loslassen kann. Aber jede Bereitschaft, die Fähigkeit des »Loslassen-Könnens« zu entwickeln, brachte ihr Freiheit und Ruhe. Als es ihr gelang, sich von den normalen Erwartungen eines jungen Menschen an das Leben zu trennen, konnte sie sich mit den Möglichkeiten, die denen eines alten Menschen entsprechen, identifizieren und sich darin entwickeln und sich verwirklichen.

Die Fülle und Ruhe, die sie dabei ausstrahlte und die mich erfaßte, wenn ich in ihren Umkreis trat, ließen ahnen, daß sie sich nicht nur zurückgezogen hatte, daß sie nicht nur ihre Identifizierung mit den verschiedenen Aspekten der Welt und des Lebens zurückgenommen hatte – sonst wäre sie ja vielleicht einfach nur weniger geworden –, sondern daß sie sie woanders verankert hatte, in einem Sein, zu dem sich die Grenzen ihres Lebens schon geöffnet hatten. Selbst als sie im Koma lag und alle üblichen Mittel der Kommunikation nicht mehr zur Verfügung standen, erlebte ich das Gefühl der Weite in ihrer Gegenwart.

Sie hatte in den letzten Monaten ihres Lebens »die Umkehrung aller Werte und Ideale des Morgens« vollzogen. Sie war ein wunderbar alter Mensch geworden.

»Das Geheimnis der Freiheit ist die persönliche Zustimmung zu unserem Schicksal« (Paul Tournier).[22]
Ich verstehe nicht, daß die Kirchen mit so fliegenden Fahnen auf die Seite der Transplantationsbefürworter gestürmt sind. In unserer Gesellschaft wird der Tod wie ein Fiasko behandelt, als etwas, das man in jedem Falle soweit wie möglich hinauszögern sollte. Als könnte es erstrebenswert sein, den Menschen unsterblich zu machen.

1990 haben die Katholische Bischofskonferenz und der Rat der Evangelischen Kirchen eine gemeinsame Erklärung verabschiedet, in der es heißt: »Aus christlicher Sicht ist die Bereitschaft zur Organspende nach dem Tod ein Zeichen von Nächstenliebe und Solidarisierung mit Kranken und Behinderten.«[23]

Aber wo ist die Wertschätzung des Todes geblieben, der durch den Tod Christi zur Erlösung des Menschen geworden ist? Das ist doch die zentrale Botschaft des Christentums!

Im August 1990 reagierte die Ethik-Gruppe der Evangelischen Akademie Berlin auf die Erklärung der beiden Kirchen und stellte wichtige Fragen. Unter anderem fragt sie: »Ist es nicht gerade die Aufgabe von Christen, anderen zu helfen, daß sie auch Krankheit und Tod annehmen können, um im Glauben an das ewige Leben reif zum Leben und Sterben zu werden?«[24]

»Es erschreckt uns, daß in der Erklärung der Kirchen die Berufung auf den Auferstehungsglauben nur dazu dient, Tote in den Dienst der Lebensverlängerung zu stellen. Wir halten es zudem für eine Verarmung des Glaubens, wenn er auf das Motiv der Nächstenliebe reduziert wird.«[25]

Es kann nicht in erster Linie darum gehen, so viel Leben wie möglich zu bekommen, unabhängig davon, ob man an ein Leben nach dem Tode glaubt oder nicht. Genauso wie es beim Essen nicht darauf ankommt, so viel und so lange zu essen wie möglich. Nicht die Frage der Quantität spielt eine Rolle, sondern die der Qualität, und die muß nicht abhängig sein von Gesundheit, Wohlstand und Dauer. Das Gefühl, ein sinnvolles Leben geführt zu haben, ist eher davon abhängig, ob das Leben so, wie es ist, gewählt worden ist, daß der Mensch mit ihm in Übereinstimmung war. Ich will damit nicht sagen, daß es für den einen oder anderen Menschen nicht von großer Bedeutung sein kann, ein Stück Leben dazuzubekommen. Aber ich kann nicht finden, daß die Verlängerung des Lebens ein Wert an sich ist!

Als ich Alexander einmal fragte, wann er sich in seinem Leben am glücklichsten gefühlt habe, sagte er ohne zu zögern: »Es war in der Zeit, wo es mir am schlechtesten ging. Vielleicht lag es daran«, meinte er selber überrascht, »daß ich, obwohl mir so elend war, nichts machen konnte, nichts leistete, in keiner Weise interessant war, trotz allem die fürsorgliche Liebe und Aufmerksamkeit der mich umgebenden Menschen bekommen habe ... Sie haben mich einfach so geliebt, wie ich war. Jetzt ist eine völlig andere Zeit. Ich leiste sehr viel und bin stolz darauf, und ich werde bewundert. Aber das ist etwas vollkommen anderes. Obwohl ich es erlebt habe, traue ich mich nicht mehr zu glauben, daß ich auch dann geliebt werde, wenn ich nichts leiste.«

Susan war in der Zeit nach ihrer Transplantation von großer Unruhe geplagt. Es gab so viel, was sie nachholen wollte, und sie hatte immer Angst, etwas zu verpassen. Auf diese Weise überhörte sie die Signale ihres Körpers oft und überforderte sich. Selten war sie in ihrem Erleben in dem, was sie gerade tat. Ihre Wünsche eilten immer schon in großen Schritten den nächsten Ereignissen entgegen. Ihr Lebenshunger wuchs dabei. Das einzig Ruhige, Stabile war vielleicht die Existenz des Spenders, den sie in den letzten Wochen um sich fühlte wie einen Zwillingsbruder. Seine Organe, die sie in sich trug, waren etwas, für das sie Verantwortung übernehmen wollte. Die Trauer darum, daß sie ihr Immunsystem nicht hindern konnte, sie abzustoßen, ließen sie den Wert des Geschenkes erkennen, mit dem sie so lange nichts anzufangen wußte. Gerade in dieser Trauer und der Annahme der Schuldgefühle, die sie bekam, gewann sie an Substanz.

Susan hatte zweimal keine Entscheidung treffen können, ob sie eigentlich ihr Leben beenden oder ob sie transplantiert werden wollte. Die Annahme dessen, was passiert, ist aber abhängig von der vorherigen Entscheidung.

Bei einem Treffen der Transplantierten war ich erstaunt zu hören, daß eigentlich jeder von ihnen versteckte Todesphantasien hatte. Alle fühlten sich angezogen von gefährlichen Situationen. Ein Patient zum Beispiel, der eigentlich ein ruhiger, eher vernünftiger Mensch war, liebte es, nach seiner Transplantation auf große Fußballveranstaltungen zu gehen. Er begab sich dann unter die Randalierer, und zwar genau an die Stelle, an der die zwei streitenden Fangruppen zusammenstießen. Es war der gefährlichste Platz, denn die Unversöhnlichkeit der beiden Parteien prallte dort jeweils am intensivsten aufeinander. Eine Patientin ertappte sich dabei, daß sie im Parkhaus, von der offenen Balustrade in den Abgrund schauend, hin- und herkippte und sich nur schwer davon lösen konnte.

Waren sie in ihrem eigentlichen Weg unterbrochen worden, und gab es eine innere, unbewußte Dynamik, ihn zu Ende zu gehen? Oder war es die Faszination der Grenze zwischen Leben und Tod, die sie immer wieder aufsuchen wollten? Waren sie in ihrem Bewußtsein eigentlich gestorben, wenn sie jetzt einen zweiten Geburtstag feierten? (Alle Transplantierten, die ich betreut habe, feiern zwei Geburtstage.)

Als ein Patient einmal eine Phantasiereise mit dem Thema »Eine schöne Situation« machte, sah er sich durch eine weite Landschaft in eine ferne Stadt gehen. In dieser Stadt kam er auf einen großen Platz mit einem schönen

Haus. Das Haus glich einem Rathaus. Menschen kamen ihm entgegen. Sie nahmen ihn in ihre Mitte und tanzten in einem großen Kreis mit ihm auf dem Platz. Er war vollkommen glücklich. Als er herumschaute, sah er, daß es lauter verstorbene Patienten waren, die er gekannt hatte.

VI. Plötzlich ein gesundes Kind? Das Umfeld Familie in der Therapie transplantationswilliger Patienten

Familien mit einem schwerkranken Familienmitglied sind geprägt von dieser Situation. Viel Bemühen und Aufmerksamkeit ist gebunden an die Fürsorge für den Kranken.

Die Mütter sind fast immer Spezialistinnen. Die Krankheit des Kindes wird zu ihrem Beruf, in dem sie immer mehr Wissen erlangen. Die progressiv verlaufende Krankheit der Mukoviszidose hängt nach der Diagnoseeröffnung wie ein Damoklesschwert über der Familie. Für viele Patienten gibt es durchaus Zeiten, in denen sie relativ normal leben können. Diejenigen, von denen hier die Rede ist, haben früh schwere Einbrüche ihrer Krankheit erlebt, und das bedeutet, daß sie oft in Zeiten, die mit Verselbständigung und Loslösung von der Familie verbunden sind, in immer wachsenderem Maße abhängig werden von ihrer Versorgung.

Nicht nur bei den Kranken wird ein Entwicklungsprozeß gestört, sondern auch bei den Eltern; anstatt sich wieder mehr eigenen Bedürfnissen zuwenden zu können, wie das bei gesunden Kindern möglich ist, bleiben sie in wachsendem Maße eingespannt. Wenn das Thema Transplantation auftaucht, steht oft zugleich der Tod drohend im Hintergrund. Noch einmal werden alle Reserven der Familie mobilisiert, um dem Kranken ein Durchhalten zu ermöglichen. Die Transplantation ist der von allen ersehnte Höhepunkt.

Nach dem Gelingen kann sich eine jahrelang zugespitzte Situation plötzlich verändern. Sie betrifft nicht nur den Transplantierten, sondern seine ganze Familie. Es kann sein, daß noch in der Klinik das Bedürfnis nach Loslösung und Autonomie so stark ist, daß ein Patient gar nicht in die Familie zurückkehren möchte, aus Angst, dann wieder in die alten Muster von Versorgung zu fallen, obwohl er zugleich Angst hat, noch gar nicht genug brauchbare Strategien zur Bewältigung eines selbständigen Lebens entwickelt zu haben.

Das kann dann für die Familie ein Alptraum sein, so als dürfte sie nach langer Aufopferung nun nicht an den Früchten eines neuen Lebens teilhaben. Besonders für die Mütter ist es oft schwer, sich trotz aller Gefahren, die ihren Kindern auch nach der Transplantation drohen, aus ihrer schützenden Rolle zurückzuziehen und erst einmal eigene Bedürfnisse zu entdecken, die sie ja so lange unterdrücken mußten. Um sich vor ständigen Enttäuschungen zu schützen, war es für sie manchmal besser, diese Bedürfnisse erst gar nicht wahrzunehmen. Nun müssen sie sie wieder entdecken, wenn sie nicht in ein Loch fallen wollen.

Aber es sind nicht nur Bedürfnisse und Wünsche, die auf Eis gelegt werden mußten, fast immer sind bis zur Transplantation auch alle seelischen Reserven verbraucht worden. Nicht selten werden Familienangehörige in der Phase der Entspannung krank, oder Strukturen zerbrechen, die bis dahin notdürftig gehalten haben. Normalerweise finden Umstrukturierungen in der Familie langsamer statt. Die einzelnen Mitglieder können sich darauf einstellen, können ihre Rollen verändern.

Genauso wie der Anruf mit der Mitteilung, das Organ sei da, trotz aller Erwartung immer auch ein atemberaubender Einbruch in das Leben ist, so kann es Durchbrüche innerhalb der Familienangehörigen geben. Angepaßte Geschwister können auf einmal kompliziert werden und auf diese Weise die lange ersehnte Zuwendung erzwingen, die bis dahin nicht möglich war, oder Ehepaare können in sich niedergehaltene Enttäuschung aneinander und die Entfremdung, die zwischen ihnen durch die ausschließliche Ausrichtung auf das kranke Kind entstanden ist, entdecken.

Die Transplantation kann eine Erschütterung des ganzen Familiengefüges bedeuten. Es ist sehr wichtig, daß die Familienmitglieder sich dabei Hilfe suchen können, damit die Veränderungen für alle Beteiligten zur Chance werden können und nicht nur Streß bedeuten, der das Bedürfnis auftauchen läßt, alles schnell wieder in die alte Ordnung zu zwingen.

In jedem Transplantierten lebt neben den Autonomiebedürfnissen auch Angst. Nicht nur die reale Angst vor Abstoßung der Organe, vor Infektion oder anderen Komplikationen, sondern auch Angst vor dem selbständigen, verantwortungsvollen Leben, das oft wegen der durch die schwere Krankheit auferlegten Einschränkungen nicht genug geübt werden konnte.

Sie alle bedürfen der Unterstützung ihrer Autonomiebedürfnisse. Diese Unterstützung ist besonders schwer für die Angehörigen, die ja gerade haben lernen müssen, sich einzufühlen und zurückzustecken. Die Gefahr ist, daß sie in ihrer erlernten Rolle bleiben und daß sie, ohne es bewußt zu wollen, auch den Transplantierten in seiner vertrauten Rolle halten. Dann wäre eine große Chance vertan. Sicherlich wäre es eine große Hilfe, wenn es Selbsthilfegruppen gäbe, die diese kreativen Umstrukturierungen unterstützen.

Schlußbetrachtungen

Christiaan Barnard, der Chirurg, der das erste Herz verpflanzte, sagt in seinem Buch »Glückliches Leben, würdiger Tod«: »Auf beinahe heimtückische Art wird ihm [dem Arzt] eingeflößt, daß er sein Können exklusive dazu einsetzen muß, den Tod zu verhindern.«[26] Und an anderer Stelle: »Die ärztliche Wissenschaft hat eine Krise heraufbeschworen, die unsere konventionellen Vorstellungen von Gut und Böse übersteigt.«[27]

So wie in vielen anderen Bereichen auch scheint die Transplantationsmedizin die Schwelle überschritten zu haben, in der einzelne handelnde Menschen imstande sind, die vielfältigen Folgen ihres Tuns abzusehen und in ihre Entscheidungen mit einzubeziehen. Durch die immer stärkere Spezialisierung der Wissenschaften, durch das ständig wachsende Wissen und das immer raffiniertere technische Know-how scheint der von den Menschen geschaffene Computer derjenige zu sein, der imstande ist, die unüberschaubaren Daten zu sammeln. Sein Wissensspeicher übersteigt das menschliche Gehirn bei weitem, und seine Daten sind schnell und zuverlässig abzurufen.

Im Augenblick übt der Chirurg, abgegrenzt vom Internisten und vom Immunologen, seine spezialisierte Kunst an einem abgedeckten Menschen aus, zu dem er vorher nur einen kurzen formellen Kontakt hatte und den er nach der Transplantation kaum kennenlernen wird. Internisten und Immunologen konzentrieren sich auf einen in Spezialgebiete zerlegten Körper. Die psychosozialen Mitarbeiter sind für die seelischen oder sozialen Belange des Patienten zuständig, und das Labor sowie die Röntgenabteilung für die ihnen zugewiesenen Untersuchungen. Das Organvergabezentrum in Leiden (Niederlande) spielt per Computer Schicksal. Auch hier taucht der Patient nicht als Mensch auf, sondern nur nach Dringlichkeit A, B oder C sowie als Anspruchsteller für ein bestimmtes Organ. Entsprechend ist der Spender eingespeichert.

Die Krankenkassen spiegeln die gesellschaftliche Struktur wider. Alle haben ihre gegeneinander abgegrenzten Bereiche. Alle arbeiten so weit wie möglich autonom! Nur da, wo Konflikte auftauchen und aus einem Bereich in einen anderen hineingreifen, schließen sich die, die es betrifft, in einer Krisensitzung zusammen. Grundsätzliche Fragen werden nicht mehr gestellt. Es geht um reibungsloses und immer perfekteres Funktionieren. Was machbar ist, wird zum Wert an sich. Jeder, der diese Machbarkeit mit Fragen unterbricht, stört den Fortschritt, und Fortschritt wird mit Menschlichkeit gleichgesetzt.

Vor ein paar Tagen wurde ich zu einem Patienten gerufen, der nach Aussagen des Arztes übertrieben ängstlich reagierte. Es stellte sich heraus, daß der Patient vor elf Tagen transplantiert worden war und ein neues Herz und eine neue Lunge bekommen hatte. Der Grund seiner Angst war, daß man ihn überraschend aus der Klinik entlassen mußte, weil sein Bett für einen Neutransplantierten gebraucht wurde. Er war eigentlich noch absolut abhängig von einer sterilen medizinischen Versorgung, in der er seine Medikamente regelmäßig gespritzt bekommen mußte. Er war noch sehr schwach und sollte jetzt allein in ein Appartement ziehen und selber zu bestimmten Kontrollen in die Klinik kommen. Er fühlte sich berechtigterweise überfordert.

Das Argument des Arztes war, es müsse eben alles schneller gehen. Die Operationszeit hatten sie innerhalb von eineinhalb Jahren um die Hälfte der Zeit reduzieren können. Die Patienten mußten sich mit ihrer Genesung diesem Tempo anpassen. Da es in absehbarer Zeit nicht mehr Betten geben würde, wohl aber mehr Organe, müsse man eben das Verfahren verkürzen.

Wo wird die Grenze des Zumutbaren sein? Sind unsere Patienten nicht längst zu einer Nummer in der Erfolgsstatistik des Ärzteteams degradiert? Wenn man den Erfolg der Transplantation zu einseitig nach den Maßstäben des Funktionierens bemißt, droht der Mensch zum Apparat zu werden, sind menschliche Gefühle, Einsichten und Erfahrungen nicht mehr von Bedeutung. Wenn ein Teil der Person abgespalten wird, entsteht aber ein Gefühl der Leere und Sinnlosigkeit, und die Würde des Menschen wird verletzt.

Wo sind die Werte geblieben, von denen Jonas spricht? Die Gerechtigkeit, das Mitleid, die Tugend, die Verantwortung, die Liebe?

Ich glaube, daß sie nur wieder Einkehr halten können, wenn die Unsicherheit, die Ohnmacht, die Trauer, der seelische Schmerz und die Angst im Haus der Machbarkeit wieder leben dürfen und wenn es Raum gibt für die verschiedenen abgespaltenen Wirklichkeiten und Fragen.

Was wir tun können ist, miteinander ins Gespräch zu kommen: der Patient, die Angehörigen, die Schwestern, Pfleger, Krankengymnastinnen, Ärzte, Therapeuten, die Seelsorger und Sozialarbeiter, um zu versuchen, die gesellschaftliche Bedeutung ihres Handelns mit einzubeziehen. Jeder wird sagen: Dazu haben wir keine Zeit. Aber schaffen wir es denn mit der jetzigen Methode und Einstellung schneller, einen Menschen zu heilen? Wenn sich alle Behandler Zeit nähmen für einen Austausch und wenn sie nicht vergäßen, den Patienten als Hauptperson und Mitarbeiter immer wieder zu Rate zu ziehen, wäre das letztendlich der schnellste und effektivste Weg zur Heilung.

Ich habe weiter oben von einem Heilungsritual der Navahos, dem »Mountain Chant«, gesprochen. In ihm wird das große intuitive Zusammenspiel sichtbar: von tradiertem Wissen, gesammeltem Heilungswillen, geistiger Potenz, sozialen Fähigkeiten und sozialer Bereitschaft, von künstlerischer Geschicklichkeit und der Fähigkeit, sich aus der eigenen Enge heraus in das ICH übersteigende Zusammenhänge zu begeben.

Im Grunde genommen spiegelt dieses Heilungsritual die Bewußtmachung des Lebensbogens: die Einbindung in die Vergangenheit, in die Geschichte des Clans, in seine gesellschaftliche Struktur. Dem Kranken wird sein Platz in dieser Struktur zurückgegeben, durch sie wirkt die Struktur einer höheren Ordnung formbildend auf seinen Körper und seine Seele ein. In der vorbereitenden Reinigung und Meditation wird der Boden bereitet für das Wirken der guten Kräfte, an dem alle teilhaben. Die Heilung ist ein Akt der Bewußtmachung, der alle Mitgestaltenden betrifft.

In diesem Sinne könnte die Transplantation auch ein Akt der Bewußtmachung für alle Beteiligten sein. Aber es gibt kein Ritual, das ein Gefühl der Gemeinsamkeit schaffen könnte. Säuberlich getrennt, in Boxen verpackt, finden die verschiedenen Schicksale statt, ohne den Trost der Zusammengehörigkeit, ohne sinnstiftenden Bogen. Dieses Phänomen mag einerseits in der Spezialisierung unserer Wissenschaften begründet sein, aber es hängt auch mit dem Problem der Hirntoddefinition zusammen.

Diese höchst fragwürdige Festlegung, die zur Basis der Transplantationsmedizin geworden ist, scheint zur Tabuisierung vieler Fragen beigetragen zu haben, weil sie selbst kaum mehr hinterfragt werden darf. Die freiwillige Bereitschaft zur Organspende zu Lebzeiten muß zu den höchsten Werten gehören, »jenseits von Pflicht und Anspruch«. Sie hat etwas zu tun mit »Hingabe und letzter Selbstwahl«. Diese Entscheidung kann kein Mensch für einen anderen treffen, auch kein noch so naher Angehöriger. Andererseits dürfte ein solcher auch nicht das Recht haben, eine mit vollem Bewußtsein getroffene Entscheidung rückgängig zu machen. Das gilt genauso für Angehörige, die eine Niere, Teile ihrer Leber oder Knochenmark spenden. Die damit verbundenen Ängste sowie die Enttäuschung, wenn eine solche Gabe wieder abgestoßen wird, bedürfen einer Möglichkeit zur Verarbeitung, damit keine abgespaltenen Aggressionen die Beziehung zum Empfänger beschweren, die der Spender mit seiner Entscheidung und ihren Folgen entwickeln kann.

Angesichts des Todes stellt sich die Frage nach der Bedeutung jedes einzelnen Lebens: Was konnte dieser Mensch unter den ihm zugestandenen Lebensbedingungen in seinem Körper für eine Persönlichkeit entwickeln?

Wenn wir die Menschen nicht durch falsche Versprechungen um die Erfahrung ihrer Endlichkeit bringen, können so erstaunliche Entwicklungen geschehen wie bei der kleinen siebenjährigen Patientin, die auf einmal wußte, daß sie die Bronchoskopie nicht überleben würde. Achtsam und offen für die Prozesse ihres sich vollziehenden Lebens hatte sie wahrgenommen, daß es zu Ende ging. Sie hatte keine Angst, ebensowenig wie Pamela, als sie sich ihre Hoffnungen bewußtmachte und sich von ihnen verabschiedete, indem sie die Seifenblasen platzen ließ. Oder wie Petra, die sich in ihrem Schmerz mit allen Leidenden der Welt verbunden fühlte. Ihre Lebensaufgabe hatte sich offenbar erfüllt. Die Gestalt ihrer Person hatte sich in diesem von ihrer Krankheit geprägten Körper entfaltet. Wann diese Gestaltgebung vollendet ist, spürt jeder Mensch selber.

Von außen gesehen haben wir selten das Gefühl, daß sich jemand bis zum Tod vollendet hat. Es bleibt immer noch genug in unserer und der Vorstellung der anderen, was wir noch hätten erreichen können. Jedes Leben läßt sich als eine ganz individuelle Vollendung oder als Teil der Menschheitsentwicklung begreifen. Fast immer wird es schmerzlich sein, den Tod als Grenze der individuellen Existenz zu akzeptieren, besonders, wenn er früh kommt. In allen Menschen ist ein Wunsch nach Ganzheit und Vollendung, wie auch immer, versteckt vorhanden, aber kein menschliches Leben kann die Gesamtheit des Möglichen ausschöpfen oder kann sich den Wunsch nach dem Ganzen erfüllen. Aber die Ergänzung zwischen allen unvollkommenen Leben, den schon Gewesenen und all den Kommenden kann die große, sinnvolle, soziale Gemeinschaft schaffen, die im Lebensbeitrag jedes einzelnen ihre Vollendung erfährt.

Anmerkungen

1 GISELA WUTTKE, »Körperkolonie Mensch«, in: »Organspende. Kritische Ansichten zur Transplantationsmedizin«, hrsg. von R. GREINERT / G. WUTTKE, Göttingen 1991
2 PROF. PICHELMAYER, Die Transplantationsmedizin, in: Arbeitskreis Organspende (Hrsg.), »Themen«, 1986, S. 3
3 MARTIN FRANKE, in: »Die Woche« vom 25. 2. 1993
4 VACLAV HAVEL, »Ansprache vor dem Weltwirtschaftsforum«, Februar 1992
5 ROLLO MAY, »Der Mut zur Kreativität«, Paderborn 1987, S. 35 ff. und S. 40 ff.
6 GÜNTER ANDERS, »Die Antiquiertheit des Menschen«, München 1985
7 HANS JONAS, »Technik, Medizin und Ethik«, Frankfurt/Main 1985, zit. n. Suhrkamp TB 1514, S. 127
8 MOUNTAIN CHANT, beschrieben in der Zeitschrift »Imago« Nr. 1
9 ANTOINE DE SAINT EXUPÉRY, »Wind, Sand und Sterne«, Bd. 1, Düsseldorf 1988, S. 200 ff.
10 RUPERT SHELDRAKE, Das Gedächtnis der Natur, Bern, München, Wien 1992 (Sonderausgabe)
11 HANS JONAS, »Technik, Medizin und Ethik«, Frankfurt/Main 1985, zit. n. Suhrkamp TB 1514, S. 139
12 ANTOINE DE SAINT EXUPÉRY, »Die Stadt in der Wüste«, Bd. 2, Düsseldorf, 9. Aufl. 1989, S. 182 ff.
13 ANTOINE DE SAINT EXUPÉRY, »Der kleine Prinz«, Bd. 1, Düsseldorf, 43. Aufl. 1988, S. 550 ff.
14 SUSAN BACH, »Spontanes Malen schwerkranker Patienten«, Basel 1966
15 PAUL CELAN, »Gesammelte Werke in fünf Bänden«, Bd. 3, S. 200, Frankfurt/Main 1986
16 PAUL TOURNIER, »Erfülltes Alter«, Bern 1987, zit. nach der 5. Auflage, S. 242
17 PAUL TOURNIER, ebenda
18 C. G. JUNG, Seelenprobleme der Gegenwart, Zürich 1969
19 H. J. SCHEURLE, »Die Gesamtsinnesorganisation. Überwindung der Subjekt-Objekt-Spaltung in der Sinneslehre«, Stuttgart 1984, zit. nach der 2. Auflage, S. 173 ff.
20 H. J. SCHEURLE, ebenda, S. 173 ff. und S. 176
21 H. J. SCHEURLE, ebenda
22 PAUL TOURNIER, »Erfülltes Alter«, Bern 1987, zit. nach der 5. Auflage, S. 254

23 Kath. Bischofskonferenz und Rat der ev. Kirchen, in: »Organspende. Kritische Ansichten zur Transplantationsmedizin«, hrsg. von R. GREINERT, G. WUTTKE, Göttingen 1991
24 Ethik-Gruppe ev. Kirche Berlin, in: ebenda S. 233 ff.
25 Ethik-Gruppe ev. Kirche Berlin, in: ebenda
26 CHRISTIAAN BARNARD, »Glückliches Leben, würdiger Tod«, Bayreuth 1981, S. 153 ff.
27 CHRISTIAAN BARNARD, ebenda

Quellennachweis

Aus folgenden Werken und Druckerzeugnissen wurde mit freundlicher Genehmigung der genannten Verlage und Redaktionen zitiert:

Martin Franke in: »Die Woche« vom 25. 2. 1993, Hamburg

Vaclav Havel, »Ansprache vor dem Weltwirtschaftsforum«, Februar 1992; zitiert nach Flugblatt der Studentenschaft der Universität München mit Genehmigung des Auswärtigen Amtes

Hans J. Scheurle, Die Gesamtsinnesorganisation. Überwindung der Subjekt-Objekt-Spaltung in der Sinneslehre. Georg Thieme Verlag Stuttgart 2/1984

Heilung ohne Medikamente und ohne Messer.

Was bisher als unmöglich galt, ist Dr. Dean Ornish mit seinen Herz-patienten gelungen: bereits verschlossene Herzkranzgefäße ohne chirurgischen Eingriff und ohne Medikamente wieder zu öffnen. Hier stellt er seine Gedanken zu Vorbeugung und Therapie vor. Ein Buch, das Gesunden und Kranken zeigt, wie sie etwas für ihr Herz tun können.

Dean Ornish
Revolution in der Herztherapie
Reihe DIE NEUE GESUNDHEIT
460 Seiten, mit Abbildungen,
Hardcover mit Schutzumschlag

Gesundes Essen muß nicht fade schmecken.

Das beweist das Ornish-Herz-Kochbuch von Salatsoßen über Suppen bis hin zu Desserts. Die Ornish Herz-Diät hilft, den Fettgehalt im Essen deutlich zu reduzieren, was die Cholesterinwerte senkt. Damit ist die Diät nicht nur für Herzkranke, sondern für alle Gesundheitsbewußten ein willkommener Weg zur Fitneß. Das Buch ist gleichzeitig eine ideale Ergänzung zur Herztherapie.

Dean Ornish
Die Ornish Herz-Diät
Reihe DIE NEUE GESUNDHEIT
352 Seiten, Hardcover

KREUZ: Was Menschen bewegt.

Leben mit chronischer Krankheit.

Eine chronische Krankheit ist eine schwere Belastung – für den Betroffenen, aber auch für seine Angehörigen. Sefra Pitzele leidet selbst unter einer chronischen Krankheit und setzt sich aktiv für die Anerkennung und Akzeptanz Betroffener ein. In diesem Buch gibt sie eine Vielzahl praktischer Ratschläge, wie man als chronisch Erkrankter nicht nur anders, sondern auch besser leben kann.

> Sefra Kobrin Pitzele
> **Wenn die Krankheit chronisch wird**
> Reihe DIE NEUE GESUNDHEIT
> *240 Seiten, Hardcover mit Schutzumschlag*

Wohlbefinden ist besser als Vorbeugen.

Gesundheit allein ist nicht alles: Sie ist uns und dem »Gesundheits-System«, in dem wir leben, zwar ein teures Gut, doch macht sie allein nicht glücklich. Bernhard Geue geht es um mehr als nur die Abwesenheit von Krankheit. Die ganzheitliche Verbesserung des persönlichen Wohlbefindens soll uns helfen, unsere Vitalität zu bewahren und Krankheiten und Krisen zu bewältigen.

> Bernhard Geue
> **Von der falschen Gesundheit
> zum richtigen Wohlbefinden**
> Reihe DIE NEUE GESUNDHEIT
> *260 Seiten, Hardcover mit Schutzumschlag*

KREUZ: Was Menschen bewegt.

Wunder sind kein Zufall.

Hier kommen elf Menschen zu Wort, die nach der Diagnose »Unheilbar« den Mut zu einem neuen Leben fanden. Sie schildern, wie sie es auf unterschiedlichste Art schafften, ihre Selbstheilungskräfte zu aktivieren. Wunder sind kein Zufall: Ihre erstaunlichen Berichte machen Mut, die persönliche Gesundheit in eigener Regie zu fördern und zu erhalten.

Paul C. Roud
Diagnose: Unheilbar, Therapie: Weiterleben
Reihe DIE NEUE GESUNDHEIT
400 Seiten, Hardcover mit Schutzumschlag

Streß: Katalysator positiver Energie.

Alle haben ihn, jeder leidet darunter, aber so richtig kann doch niemand erklären, was das eigentlich ist: Streß. In diesem Buch kommt das uns heute so wichtige Wort auf den Prüfstand. Wie sich zeigt, setzt Streß eigentlich ausgesprochen positive, lebensfördernde und den Menschen stärkende Energien frei. Man muß nur mit ihm umgehen können.

Frederic Flach
Gesund durch Lebenskrisen
Reihe DIE NEUE GESUNDHEIT
320 Seiten, Hardcover mit Schutzumschlag

KREUZ: Was Menschen bewegt.

Lebenskunst beginnt mit Klugheit und Genuß.

Daß Lebenslust und Gesundheit zwei Seiten einer Medaille sind, zeigt dieses Buch auf einleuchtende Weise. Heiko Ernst führt uns anhand neuester Forschungsergebnisse in eine Kunst des Gesundseins ein, die man lernen kann. Und die Spaß macht, weil sie ein Kontrastprogramm zur Anstrengungskultur unserer Zeit ist.

Heiko Ernst
Gesund ist, was Spaß macht
Reihe DIE NEUE GESUNDHEIT
160 Seiten, Hardcover mit Schutzumschlag

High-Tech-Medizin und alternative Heilweisen erfolgreich verbinden.

Viele wünschen sich eine menschengerechte Medizin, in der sich die Vorteile der Apparatemedizin mit dem ganzheitlichen Konzept alternativer Heilweisen verbinden. Rainer Otte gibt einen fundierten Überblick über Geschichte, Chancen und Grenzen der High-Tech-Medizin. Zugleich stellt er beispielhaft vier alternative Kliniken vor.

Rainer Otte
Kann High-Tech-Medizin menschlich sein?
Wie sich alternative Heilweisen und die moderne
Apparatemedizin erfolgreich verbinden lassen
260 Seiten, 20 Schwarz-Weiß-Abbildungen,
Hardcover mit Schutzumschlag

KREUZ: Was Menschen bewegt.